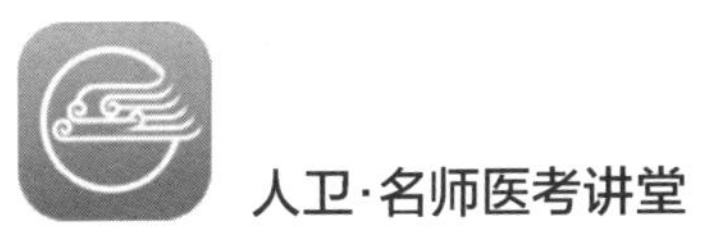

临床执业助理医师
医学综合

第四分册 / 泌尿系统
运动系统
精神、神经系统
风湿免疫性疾病
传染病

人卫医考名师专家组　编写

人民卫生出版社
·北　京·

图书在版编目（CIP）数据

人卫·名师医考讲堂．临床执业助理医师医学综合/人卫医考名师专家组编写．—北京：人民卫生出版社，2022.2

ISBN 978-7-117-32276-8

Ⅰ.①人…　Ⅱ.①人…　Ⅲ.①临床医学-资格考试-自学参考资料　Ⅳ.①R4

中国版本图书馆 CIP 数据核字(2021)第 210727 号

人卫·名师医考讲堂
临床执业助理医师医学综合
Renwei Mingshi Yikao Jiangtang
Linchuang Zhiye Zhuli Yishi Yixue Zonghe

编　　写：人卫医考名师专家组
出版发行：人民卫生出版社(中继线 010-59780011)
地　　址：北京市朝阳区潘家园南里 19 号
邮　　编：100021
E - mail：pmph @ pmph.com
购书热线：010-59787592　010-59787584　010-65264830
印　　刷：廊坊一二〇六印刷厂
经　　销：新华书店
开　　本：787×1092　1/32　总印张：52.5　总字数：1035 千字
版　　次：2022 年 2 月第 1 版
印　　次：2022 年 3 月第 1 次印刷
标准书号：ISBN 978-7-117-32276-8
定价(全 5 册)：159.00 元
打击盗版举报电话：010-59787491　E-mail：WQ @pmph.com
质量问题联系电话：010-59787234　E-mail：zhiliang @pmph.com

出版说明

为贯彻医师资格考试相关文件精神，帮助广大考生更好地了解考试内容，准确把握考试重点，有针对性地做好考前复习，我们专门组织国内一线培训名师，结合最新考试大纲的要求，参考历年考点分布情况，组织编写本套丛书，并由人民卫生出版社出版发行。

本套丛书打破目前大部分医师资格考试类用书内容覆盖考纲全部内容的模式，分为实践技能和医学综合两本，其中医学综合又按照考试科目、临床专业、系统分类等内容维度，结合考点分值占比分为五个分册。全书设置五个板块：【考情分析】帮助考生直面高频考点，科学安排复习时间；【名师精讲】以最新考纲为准，以具体考点为基，简明扼要，总结提示，考点内容纵横联系，对比记忆，并配合赠送精讲视频供考生同步学习；【名师助记】将难记知识点总结成口诀，帮助考生轻松记忆；【自测摸底】与【仿真自测】方便考生进行学习前后的自测，举一反三，强化记忆。本套丛书突出特色体现在以下三个方面：

1. **重点突出，内容精练**　本套丛书内容虽然不覆盖考纲所有内容，但**覆盖所有高频考点**，即“身材小，胸怀广”，可以帮助考生用最短的时间集中精力复习**80%以上**的重点内容，取舍得当，高效备考。此外，“实践技能”按照最新考试三站式的内容顺序编排，方便考生沉浸式复习，在备考过程中逐步适应考试流程，熟悉考试方式。

2. **名师指点，数据支持** 本套丛书将**名师指导**、**线上课程**、**指导用书**三者捆绑在一起，方便考生线上、线下双线复习，随时随地与名师“面对面”交流。重要考点搭配相应视频内容，名师讲解均在15分钟以内，考生可利用碎片时间随时随地观看短视频。本套丛书的考情分析均来源于“人卫智网——考试”题库的数据分析，实时追踪，内容原创，科学可靠。

3. **考练结合，使用方便** 本套丛书**搭配刷题线上平台**，复习之后扫码练习，随学随测，及时有效地考查和反馈复习成果，强化记忆。同时，我们深知考生日常临床工作繁忙，复习时间零散，故本套丛书采用“**多留白**、**小开本**”的设计思路，方便考生将本书放入白大衣口袋中，随时随地学习记录、归纳整理。聚沙成塔，集腋成裘，通过考试，指日可待。

最后，我们希望本套丛书能够成为广大考生复习备考的得力助手，也诚恳地希望广大考生及时反馈在阅读中发现的问题(yszgbooks@pmph.com)，以使本套丛书不断完善，更好地为考生服务。

前言

医师资格考试是医师获得从业资格的“独木桥”，是临床工作者必须要面对的“准入性”考试。虽然所有考生都经过了系统的理论学习与临床实践，但是整体考试通过率并不理想。对于医学综合考试，考生普遍反映面临的主要问题是备考时间短、复习内容多，如何合理规划时间、把握重点成为解决这一难题的关键。为此，我们特组织具有丰富培训经验的名师编写了《人卫·名师医考讲堂——临床执业助理医师医学综合》，旨在帮助考生在有限的复习时间内抓重点、得高分。

在本书的编写过程中，编者基于考试大纲，对“人卫智网——考试”题库数据进行了翔实的分析，确定各考点的考频，并按考频确定了各章的内容。考生在准备复习之前首先要研读【考情分析】，明确各章的重点节和关键知识点，同时也确定复习时间的分配。编者希望这些基于数据的可靠分析可以帮助考生做到有的放矢、心中有数。【名师精讲】的内容是对考点的全面梳理。在编写过程中，编者尽可能摒弃传统辅导书中大段的文字，以更为精练的内容、更为醒目的表格为框架，去除“水文”，只留“干货”。【名师助记】是编者对相关重、难点的归纳总结，或是利用一些口诀、歌诀来帮助考生记忆。每节首、尾的【自测摸底】和【仿真自测】中的试题虽然少，但贵在精，都是编者从众多实际考试题目中优选出来的。这些试题既能帮助考生巩固重要知识点,也有利于考生进行实战练习。

本书按知识点分为五个分册。第一分册包括消化系统和其他疾病;第二分册包括女性生殖系统和儿科疾病;第三分册包括呼吸系统、心血管系统、内分泌系统和血液系统;第四分册包括泌尿系统,运动系统,精神、神经系统,风湿免疫性疾病和传染病;第五分册包括基础医学、预防医学和医学人文。本书简洁精练,携带方便,随学随记,实用高效。

在本书的编写过程中,编者以实战为出发点,旨在帮助考生明确"考什么""怎么考""如何记"。建议考生在使用本书时同步学习人民卫生出版社"人卫医学考试"资深辅导专家的课程,互为补充,让备考更全面、更细致。

由于编写时间有限,本书难免存在疏漏和不足之处,恳请广大读者及时反馈发现的问题,以使本书能日臻完善。

人卫医考名师专家组

2021 年 11 月

第四分册目录

第一章

泌尿系统

【考情分析】

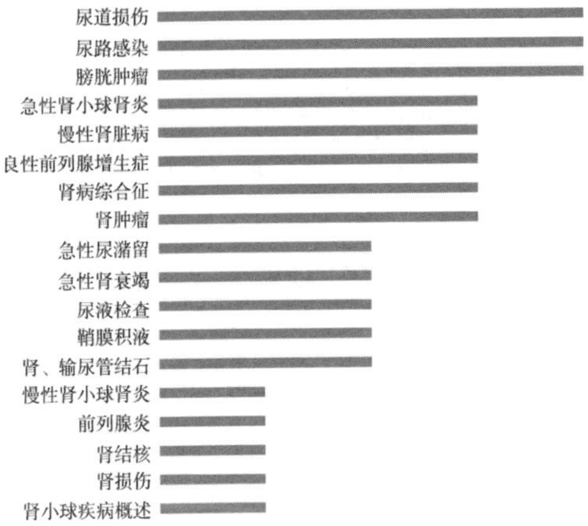

考点	考频
尿道损伤	████████████
尿路感染	████████████
膀胱肿瘤	████████████
急性肾小球肾炎	█████████
慢性肾脏病	█████████
良性前列腺增生症	█████████
肾病综合征	█████████
肾肿瘤	█████████
急性尿潴留	██████
急性肾衰竭	██████
尿液检查	██████
鞘膜积液	██████
肾、输尿管结石	██████
慢性肾小球肾炎	███
前列腺炎	███
肾结核	███
肾损伤	███
肾小球疾病概述	███

第一节 尿液检查

【自测摸底】

尿相差显微镜检查为正常红细胞的情况最常见于

A. 慢性肾小球肾炎　B. 急性肾小球肾炎

C. 急性肾盂肾炎　D. Alport 综合征

E. 急进性肾小球肾炎

【名师精讲】

一、血尿

1. 血尿分类

（1）镜下血尿：尿液离心后沉渣在显微镜下检查，红细胞>3/HP。

（2）肉眼血尿：尿液呈洗肉水样或血色。

2. 病因

（1）肾小球源性血尿：各种肾小球肾炎。

（2）非肾小球源性血尿：泌尿系统感染、结核、结石、创伤、肿瘤。

3. 肾小球源性血尿与非肾小球源性血尿的鉴别见表 1-1。

表 1-1 肾小球源性血尿与非肾小球源性血尿的鉴别

鉴别要点	肾小球源性血尿	非肾小球源性血尿
尿液检查	尿中无凝血，可见红细胞管型，变形红细胞为主（>70%）	红细胞大多正常
临床特点	全程、无痛，伴其他肾小球疾病表现	尿路结石、泌尿系统肿瘤等

【名师助记】

肾小球源性血尿：一般会有红细胞破坏，所以变形红细胞多。

尿相差显微镜：检查尿中红细胞形态，判断出血部位。

二、蛋白尿

（一）概念

蛋白尿：尿蛋白量>150mg/d；大量蛋白尿：尿蛋白量>3.5g/d。

（二）分类

1. 依据发病机制分类

（1）生理性蛋白尿：一过性，多在剧烈运动、高热、寒战等刺激后出现。

（2）病理性蛋白尿：器质性疾病引起，可分为肾小球性、肾小管性、溢出性、分泌性、组织性。

2. 依据尿蛋白的选择性分类

（1）选择性蛋白尿：尿中以白蛋白为主，并有少量 β_2 微球蛋白，无大分子量蛋白质。见于微小病变性肾小球病和早期糖尿病肾病。

（2）非选择性蛋白尿：尿中有大分子量蛋白质，如免疫球蛋白、补体。见于其他肾小球疾病。

【名师助记】

1. 病理性蛋白尿　肾小球性、肾小管性、溢出性、分泌性、组织性（记忆："冰球馆一分子"）。

2. 选择性蛋白尿　尿中以白蛋白为主，并有少量 β_2 微球蛋白。见于微小病变性肾小球病和早期糖尿病肾病（记忆："选百威澡堂"）。

【仿真自测】

镜下血尿是指每高倍镜视野红细胞的个数为

A. 大于 1 个

B. 大于 5 个

C. 大于 4 个

D. 大于 3 个

E. 小于 5 个

［答案］D

第二节 肾小球疾病概述

【自测摸底】

1. 原发性肾小球疾病的临床分类不包括

A. 慢性肾小球肾炎　　B. 肾盂肾炎

C. 急进性肾小球肾炎　　D. 肾病综合征

E. 无症状性血尿或/和蛋白尿

2. 诊断肾病综合征必须具备的依据是

A. 大量蛋白尿与血尿

B. 高脂血症与水肿

C. 大量蛋白尿与低白蛋白血症

D. 低白蛋白血症与高脂血症

E. 水肿与低白蛋白血症

【名师精讲】

一、概述

肾小球疾病指一组有相似的临床表现(如血尿、蛋白尿、高血压等),但病因、发病机制、病理改变、病程和预后不尽相同,病变主要累及双肾肾小球的疾病。可分原发性、继发性和遗传性。原发性肾小球疾病占肾小球疾病中的大多数,是我国引起慢性肾衰竭的主要原因。

原发性肾小球疾病的临床分类:

(1) 急性肾小球肾炎。

(2) 急进性肾小球肾炎。

(3) 慢性肾小球肾炎。

(4) 无症状性血尿和/或蛋白尿。

(5) 肾病综合征。

二、急性肾小球肾炎

(一) 病因和发病机制

本病常因乙型(β)溶血性链球菌“致肾炎菌株”

（A组Ⅻ型等）感染所致。常见于上呼吸道感染（扁桃体炎多见）、猩红热、皮肤感染（脓疱疮多见）等链球菌感染后。链球菌的致病抗原通过循环免疫复合物或原位免疫复合物形成，诱发免疫炎性反应导致肾脏病变。

（二）诊断与鉴别诊断

1. 诊断

（1）链球菌感染后1～3周发生血尿、蛋白尿、水肿、高血压、少尿及氮质血症等急性肾炎综合征表现。

（2）血清补体C3下降，8周内可逐渐减轻至完全恢复正常。

2. 鉴别诊断　急性肾小球肾炎需要鉴别的疾病见表1-2。

表1-2　急性肾小球肾炎需要鉴别的疾病

疾病		鉴别要点
以急性肾炎综合征起病的肾小球疾病	其他病原感染后急性肾炎	多数临床表现较轻，常不伴血清补体降低，肾功能一般正常
	系膜毛细血管性肾炎	临床上除表现为急性肾炎综合征外，经常伴肾病综合征，病变持续，无自愈倾向。50%～70%的患者有持续性低补体血症，8周内不恢复
	系膜增生性肾炎（IgA及非IgA肾病）	血清C3正常，无自愈倾向。IgA肾病患者潜伏期短，可在感染后数小时至数日内出现肉眼血尿，血尿可反复发作

续表

疾病		鉴别要点
急进性肾小球肾炎		早期出现少尿、无尿及肾功能急剧恶化
全身系统性疾病肾脏受累	狼疮肾炎及过敏性紫癜肾炎	多伴其他系统受累的典型临床表现和实验室检查结果

（三）治疗

本病以休息及对症治疗为主。急性肾衰竭有透析指征者应予透析，待其自然恢复。不宜应用激素及细胞毒性药物。

1. 一般治疗

（1）急性期：卧床休息，低盐（每日<3g）饮食。

（2）明显少尿：限制液体入量。

（3）氮质血症：限制蛋白质摄入，以优质动物蛋白为主。

2. 感染灶治疗　慢性扁桃体炎反复发作，可在病情稳定后摘除，术前、术后 2 周需注射青霉素。

3. 对症治疗　利尿消肿，降血压，预防心、脑并发症。通常利尿治疗有效，利尿后高血压控制仍不满意时，可加用降压药物。

4. 透析　少数患者急性肾衰竭并且有透析指征时，应及时透析。因本病具有自愈倾向，肾功能多可逐渐恢复，一般不需要长期维持透析。

【名师助记】

急性肾小球肾炎：上呼吸道感染病史 1~3 周后+血尿+补体 C3 下降+急性肾炎综合征+抗 O 滴度升高。

三、慢性肾小球肾炎

慢性肾小球肾炎指以蛋白尿、血尿、水肿、高血压为基本临床表现，病情迁延，缓慢进展，终将发展为慢性肾衰竭的一组疾病。

（一）临床表现

多样性，主要表现为血尿、蛋白尿，可伴有水肿、高血压、肾功能不全，病情迁延，肾功能逐步恶化，进入尿毒症期。

（二）诊断与鉴别诊断

1. 诊断

（1）蛋白尿和/或血尿（+）、水肿、高血压、肾功能不全至少有其一。

（2）若为单纯性蛋白尿，尿蛋白>1g/d。

（3）除外继发性、遗传性肾小球肾炎。

2. 鉴别诊断

（1）继发性肾小球肾炎：狼疮肾炎、过敏性紫癜肾炎、乙型肝炎病毒相关性肾炎等。

（2）高血压肾损害：一般先有多年高血压，然后出现蛋白尿、肾功能不全，血尿不突出，常伴有高血压其他器官损害（眼底、心脏）。

（3）其他原发性肾小球病：无症状性血尿或/和蛋白尿、急性肾小球肾炎。

（4）Alport 综合征。

（5）慢性肾盂肾炎。

（三）治疗

治疗包括根据肾活检病理类型的针对性治疗和延缓慢性肾衰竭进展的综合防治。

1. 饮食　限盐，肾功能不全者还应控制蛋白质摄入量及限磷。

2. 积极控制血压

（1）通常血压控制目标为 130/80mmHg（若尿蛋白>1g/d，125/75mmHg 以下更为理想）。

（2）在无禁忌证的情况下，首选具有保护肾脏作用的药物 ACEI 或血管紧张素Ⅱ受体拮抗剂（ARB）。

3. 避免劳累、感染、妊娠及应用肾毒性药物。

4. 大量蛋白尿且肾功能正常的患者，根据肾活检病理类型选择治疗，同肾病综合征。

四、肾病综合征

（一）诊断标准

①尿蛋白定量>3.5g/d；②；血浆白蛋白<30g/L；③水肿；④高脂血症。其中①②两项为诊断所必需。

（二）继发性肾病综合征的病因及主要特点

各类继发性肾病综合征的病因及主要特点见表1-3。

表1-3 各类继发性肾病综合征的病因及主要特点

病因		主要特点
青少年	过敏性紫癜肾炎	过敏及皮疹病史，皮肤改变。有典型皮肤紫癜、关节痛、腹痛、黑便。血尿表现为持续性或一过性，伴不同程度的蛋白尿甚至表现为肾病综合征。 肾脏免疫荧光可见IgA在系膜区和毛细血管袢沉积
	狼疮肾炎	自身免疫性疾病，好发于青壮年女性，有多系统受累的表现。 免疫学表现：抗核抗体、抗双链DNA抗体、抗Sm抗体等阳性及滴度升高，补体C3降低，有诊断意义。 肾脏免疫荧光可呈“满堂亮”现象（IgG、IgM、IgA、C3、C4和C1q均阳性）
	乙型肝炎病毒相关性肾炎	肾活检有乙型肝炎病毒抗原（HBsAg和/或HBcAg、HBeAg）沉积者可确诊。 肾脏病理以膜性肾病最为多见

续表

病因		主要特点
中老年人	糖尿病肾病	多见于病程 10 年以上的糖尿病患者,故多发生在中老年人。 最早的临床表现是水肿和蛋白尿,糖尿病病史及特征性眼底改变可助诊断
	肾淀粉样变性	全身性疾病。肾活检有肾内淀粉样物质沉积,刚果红染色光镜下为砖红色。肾外表现:原发性淀粉样变性患者可有巨舌、消化道及心脏受累等表现。继发性淀粉样变性常见于慢性化脓性感染性疾病、结核、恶性肿瘤等
	恶性肿瘤相关肾病	淋巴瘤、骨髓瘤及恶性实体瘤可引发肾病综合征

（三）并发症

1. 感染　患者体内各种蛋白质丢失致免疫功能降低。糖皮质激素及免疫抑制剂的应用使患者易发感染。

2. 血栓和栓塞并发症　大量利尿和血浆胶体渗透压降低可致血容量不足,有关凝血及纤溶因子的丢失及高脂血症等均为不利因素。

3. 急性肾衰竭　极少发生,可能与有效血容量不足、肾毒性药物的使用有关。

4. 脂肪代谢紊乱致心血管并发症　脂质代谢紊乱也是促进心血管病变的危险因素。

（四）治疗

1. 糖皮质激素的应用

（1）作用机制：抑制免疫反应及免疫介导的炎症反应，减少渗出、细胞增生和浸润，改善肾小球基底膜的通透性，抑制醛固酮和抗利尿激素的分泌。

（2）使用原则

1）开始量足：常用泼尼松，40～60mg/d，清晨顿服。

2）时间够长：一般为6～8周，必要时可延长到12周。

3）缓慢减药：每日用药量越少，减药量越少，速度越慢。

（3）治疗后的反应

1）激素敏感：用药后病情缓解。

2）激素依赖：用药后有效，但于减药过程中经常出现病情反复。

3）激素无效。

后两种情况可以加用或改用其他免疫抑制药物以提高疗效。对于肝功能异常者，应改用等量泼尼松龙。

（4）副作用：易发生感染、药物性糖尿病、消化性溃疡、消化道出血、骨质疏松、肥胖、高血压等。

2. 免疫抑制剂及其他治疗

（1）细胞毒性药物：环磷酰胺（用于肝功能无异常者）常与糖皮质激素合用，以缓解患者对激素的依赖，或共同发挥治疗作用。一般不单独使用。

（2）环孢素A：选择性抑制辅助T细胞和T细胞毒效应细胞，用于激素和细胞毒性药物治疗无效的难治性肾病综合征。

（3）吗替麦考酚酯：通过抑制淋巴细胞鸟嘌呤核苷酸的经典合成途径，从而抑制T、B淋巴细胞的增殖，可用于难治性肾病综合征。

3. 一般及对症治疗　严重水肿患者应卧床休息，限盐饮食（每日钠摄入量 2g），蛋白质摄入量为 1g/（kg·d）优质蛋白，适当利尿。

【名师助记】

常见继发性肾病综合征：①儿童——紫癜、狼疮和乙肝；②老年——肿瘤、糖肾和淀粉变。

【仿真自测】

1. 急性肾小球肾炎最主要的治疗方法是
   A. 激素及免疫抑制剂
   B. 利尿剂消除水肿
   C. 休息与控制病灶感染
   D. 血肌酐、尿素氮升高时予以透析
   E. 不需要治疗，因为大部分可自愈
2. 男，19 岁。感冒 1 周后出现颜面及双下肢水肿。查体：血压 140/90mmHg，颜面及双下肢轻度水肿。尿常规：蛋白（++），红细胞（+）。SCr 176μmol/L，补体 C3 轻度下降。诊断为急性肾小球肾炎。下列药物不宜使用的是
   A. 利尿剂
   B. 血管紧张素转换酶抑制剂
   C. 血管紧张素Ⅱ受体拮抗剂
   D. 糖皮质激素
   E. 钙通道阻滞剂
3. 慢性肾小球肾炎治疗的主要目的应除外
   A. 防止肾功能进行性恶化
   B. 延缓肾功能进行性恶化
   C. 改善或缓解临床症状
   D. 防治严重并发症
   E. 消除尿蛋白及尿红细胞

［答案］1. C　2. D　3. E

4. 男,40 岁。发现血尿、蛋白尿 5 年。查体:血压 150/90mmHg,双下肢轻度凹陷性水肿。实验室检查:尿蛋白 1.0~1.7g/d,尿 RBC 5~15/HP,SCr 100μmol/L。B 超示双肾大小正常。其治疗的最终目标是
   A. 消除尿蛋白
   B. 消除水肿
   C. 延缓肾脏病进展
   D. 控制血压
   E. 消除血尿
5. 男,21 岁。诊断为原发性肾病综合征,首次治疗,每日用泼尼松 60mg,3 周后尿蛋白仍为(++++),此时应
   A. 改为地塞米松
   B. 将泼尼松加量到 80mg/d
   C. 改用环磷酰胺
   D. 用原量继续观察
   E. 减少泼尼松量到 40mg/d,加用免疫抑制剂
6. 男,34 岁。确诊为肾病综合征。血白蛋白 15g/L。近 2 日感右侧腰部隐痛,尿色偏深,无明显尿频、尿急、尿痛。尿常规:RBC 20~40/HP,WBC 0~2/HP。B 超:双肾、输尿管未见异常。首先考虑的合并症是
   A. 急性肾盂肾炎
   B. 肾肿瘤
   C. 肾结核
   D. 肾静脉血栓形成
   E. 隐匿性肾炎

[答案] 4. C 5. D 6. D

（7~9题共用题干）

男，32岁。咽疼、咳嗽、发热，2周后发现尿色红，眼睑水肿，尿量1 000ml/24h。查体：血压150/100mmHg，全身皮肤未见皮疹。实验室检查：尿蛋白（++），红细胞50~60/HP；血白蛋白32g/L，血肌酐123μmol/L。

7. 根据上述临床表现，患者最可能的诊断是
   A. 急性链球菌感染后肾炎
   B. 急性肾盂肾炎
   C. 过敏性紫癜肾炎
   D. 系统性红斑狼疮
   E. 急性肾小管坏死
8. 关于该患者的治疗，下列措施不恰当的是
   A. 控制血压
   B. 消肿
   C. 低盐饮食
   D. 抗生素
   E. 补充白蛋白
9. 按上述措施治疗2个月后，病情无好转，血肌酐为300μmol/L。对诊断最有价值的检查是
   A. 清洁中段尿培养
   B. 肾穿刺活检
   C. 肾脏CT
   D. 肾脏B型超声检查
   E. 静脉肾盂造影

[答案] 7. A　8. E　9. B

第三节 尿路感染

【自测摸底】

1. 女,63岁。发热伴腰痛3天。既往有糖尿病病史8年。查体:体温38.5℃,右肾区叩击痛(+)。血常规:WBC 11.3×10^9/L,N 0.88;尿常规:蛋白(+),糖(++),沉渣镜检RBC 8~10/HP,WBC 25~30/HP。对明确诊断最有意义的检查是
   A. 肾穿刺活检
   B. 尿沉渣找病理细胞
   C. 清洁中段尿培养+药敏试验
   D. 泌尿系统B超
   E. 尿相差显微镜检查
2. 女,42岁。间断发热、腰痛伴尿频2年,每次发作应用抗生素治疗可好转。近半年来夜尿增多。尿常规:尿比重1.015,RBC 0~2/HP,WBC 3~5/HP。静脉肾盂造影见肾盂、肾盏狭窄变形,肾小盏扩张。首先考虑的诊断是
   A. 慢性肾炎
   B. 肾积水
   C. 肾囊肿合并感染
   D. 慢性肾盂肾炎
   E. 肾结核

【名师精讲】

一、概述

(一)分类

尿路感染是指病原微生物侵入尿路内异常繁殖所致的尿路急、慢性炎症。按发生部位分为上尿路感染

（肾盂肾炎为主）、下尿路感染（膀胱炎为主）。

（二）病原微生物

革兰氏阴性杆菌为最主要的致病菌。

1. 大肠埃希菌　最常见于无症状细菌尿、非复杂性尿路感染或首次发生的尿路感染。

2. 变形杆菌　常见于伴尿路结石者。

3. 铜绿假单胞菌　多见于尿路器械检查后。

4. 金黄色葡萄球菌　常见于血源性尿路感染。

（三）辅助检查

1. 尿液检查

（1）常规检查：可有白细胞尿、血尿、蛋白尿。白细胞尿指尿沉渣镜检白细胞>5/HP，对尿路感染诊断意义较大；部分尿路感染患者有镜下血尿，尿沉渣镜检红细胞数多为3~10/HP，呈均一性红细胞尿；极少数急性膀胱炎患者可出现肉眼血尿；蛋白尿多为阴性至微量。部分肾盂肾炎患者尿中可见白细胞管型。

（2）白细胞排泄率：白细胞$>3\times10^5$/h为阳性。

（3）细菌学检查

1）涂片细菌检查：清洁中段尿沉渣涂片，用高倍镜检查，计算10个视野细菌数，取其平均值，若每个视野下可见1个或更多细菌，提示尿路感染。

2）细菌培养：中段尿细菌定量培养$\geq10^5$/ml，或耻骨上膀胱穿刺尿细菌定性培养有细菌生长，即为真性菌尿，可确诊尿路感染。

3）亚硝酸盐还原试验：大肠埃希菌等革兰氏阴性细菌可使尿中硝酸盐还原为亚硝酸盐，该方法可作为尿路感染的过筛试验。

2. 血液检查

(1) 血常规:急性肾盂肾炎常引起血白细胞升高,中性粒细胞增多,核左移,血沉加快。

(2) 肾功能:慢性肾盂肾炎肾功能受损时可出现血肌酐升高等。

3. 影像学检查 包括泌尿系统超声、泌尿系 X 线平片(KUB)、静脉尿路造影(IVU)、泌尿系统 CT 三维重建(CTU)等,主要目的是了解尿路情况,及时发现有无尿路结石、梗阻、反流、畸形等导致尿路感染反复发作的因素。

(四) 预防

1. 坚持多饮水、勤排尿是最有效的预防方法。

2. 注意会阴部清洁。

3. 尽量避免尿路器械的使用;必须应用时,严格无菌操作。

4. 如必须留置导尿管,前 3 天给予抗生素可延迟尿路感染的发生。

5. 与性生活有关的尿路感染,应于性交后立即排尿,并口服一次常用量抗生素。

6. 膀胱-输尿管反流者,要“二次排尿”,即每次排尿后数分钟,再排尿一次。

二、急性肾盂肾炎

(一) 诊断

1. 临床表现

(1) 症状:突发一侧或两侧腰痛,有明显全身症状,如高热、寒战、恶心、呕吐等。

(2) 体征:约 30% 的患者合并膀胱炎,可有膀胱刺激症状。通常脊柱肋脊角有触痛(压痛)。

2. 尿液细菌学检查

（1）尿标本的收集：收集新鲜清洁中段尿标本，或经耻骨上膀胱穿刺取尿。

（2）真性细菌尿的标准：①新鲜中段尿沉渣革兰氏染色油镜观察，细菌>1/HP；②新鲜中段尿细菌培养菌落计数≥10^5/ml；③膀胱穿刺尿培养阳性。

（3）影响尿培养结果准确性的因素

1）假阴性见于：①近1周内使用过抗生素；②尿液在膀胱停留时间不足6小时；③饮水过多，尿液稀释；④留取标本时有消毒液混入。

2）假阳性见于：①标本被污染；②标本未能及时接种。

（二）鉴别诊断

主要为上、下尿路感染的鉴别。

1. 根据临床表现鉴别 发热（往往>39℃）或腰痛、肾区叩击痛或尿中有白细胞管型者，多为肾盂肾炎。

2. 根据实验室检查鉴别 尿沉渣镜检有白细胞管型、尿N-乙酰-β-葡萄糖苷酶（NAG酶）升高、尿β_2微球蛋白升高、尿渗透压降低，多提示为肾盂肾炎。

3. 经抗生素治疗后症状消失，但不久又复发者多为肾盂肾炎（多在停药后6周内），用单剂量抗菌药物治疗无效或复发者多为肾盂肾炎。

4. 经治疗后仍留有肾功能损害表现并能排除其他原因所致者，或肾盂造影有异常改变者为肾盂肾炎。

（三）抗生素的应用原则

1. 用药前应先做尿培养、菌落计数及药敏试验，为选用有效抗菌药物做准备。在未得到尿培养结果前应选用对革兰氏阴性杆菌有效的药物。

2. 对急性肾盂肾炎患者应选用血、尿药物浓度均高的药物。常用药物有喹诺酮类、头孢菌素类、氨基糖苷类及半合成青霉素类,重症患者可两类药物如半合成青霉素类与头孢菌素类或氨基糖苷类合用。采用胃肠道外给药。治疗持续2周或更长。

3. 用药后症状缓解不意味着细菌学的治愈。用药后症状消失,尿常规检查无异常,尿菌阴转,疗程结束后1周及1个月后复查尿菌阴性方可视为治愈。

4. 对反复感染者、曾使用尿路器械或因其他疾病住院的患者,需注意耐药细菌与L型细菌所致感染。

三、慢性肾盂肾炎

(一)诊断

1. 诱因 尿路畸形、尿路梗阻、机体免疫功能降低、尿道口及其周围炎症。

2. 症状 反复尿路感染病史超过半年。

3. 有以下任一项者即可诊断 ①静脉尿路造影有肾盂、肾盏狭窄变形;②肾外形表面凹凸不平、双肾大小不等;③持续性肾小管功能受损,如尿浓缩功能减退、夜尿增多、晨尿比重和渗透压降低、肾小管酸化功能减退等。

(二)治疗

1. 单纯抗菌治疗效果不明显,须同时除去引起反复感染的诱因。

2. 可选用2种有效药物联合治疗2~4周,仍有复发者换用其他2种药物继续治疗,如此轮换应用2~4个月。

3. 如症状不明显、尿菌阳性,可采用低剂量抗菌药物抑菌疗法。

【仿真自测】

1. 下列导致尿路感染的原因中,最常见的是
   A. 膀胱镜活检　　B. 合并糖尿病
   C. 合并肾功能不全　　D. 合并膀胱结石
   E. 导尿术后
2. 女,35 岁。寒战、发热、腰痛伴尿频、尿急 3 天。体温 39℃,心、肺查体无异常。肝、脾肋下未触及。两侧肋脊角有叩击痛。尿液检查:蛋白(-);镜检红细胞 2~5/HP、白细胞 10~15/HP。该患者诊断应首先考虑为
   A. 急性膀胱炎　　B. 急性肾盂肾炎
   C. 急性肾小球肾炎　　D. 肾结核
   E. 肾结石
3. 对诊断慢性肾盂肾炎最有意义的是
   A. 尿频、尿急、尿痛反复发作
   B. 清洁中段尿细菌培养菌落计数>10^5/ml
   C. 畏寒、发热,尿白细胞数升高
   D. 尿亚硝酸盐还原试验阳性
   E. 静脉尿路造影有肾盂、肾盏狭窄变形
4. 下列属于慢性肾盂肾炎易感因素的是
   A. 胸膜炎　　B. 胃炎
   C. 药物性皮炎　　D. 糖尿病
   E. 甲状腺功能亢进症

[答案] 1. D　2. B　3. E　4. D

5. 关于急性肾盂肾炎的抗菌药物治疗,下列描述正确的是
   A. 接诊后立即给予抗生素治疗
   B. 先做尿培养及药敏试验,根据报告选用敏感抗生素
   C. 留尿培养标本后,立即根据经验给予抗生素治疗
   D. 做血培养,待结果报告后选用抗生素
   E. 根据血白细胞计数及分类立即给予抗生素治疗
6. 下列各项对鉴别上、下尿路感染最有意义的是
   A. 中段尿细菌培养阳性
   B. 肾小管浓缩功能正常
   C. 畏寒、发热、腰痛
   D. 尿路刺激症状
   E. 尿中白细胞管型

(7~8 题共用备选答案)
   A. 敏感抗生素分组轮流使用
   B. 应用吲哚美辛(消炎痛)
   C. 用药 72 小时无效应换药,疗程 2 周
   D. 用糖皮质激素
   E. 用药后症状消失即停药
7. 属于急性肾盂肾炎治疗措施的是
8. 属于慢性肾盂肾炎治疗措施的是

(9~12 题共用备选答案)
   A. 大肠埃希菌　　B. 变形杆菌
   C. 铜绿假单胞菌　　D. 金黄色葡萄球菌
   E. 草绿色链球菌

[答案] 5. C　6. E　7. C　8. A

9. 膀胱镜活检后易感染的病原菌是
10. 尿路结石易合并感染的病原菌是
11. 首次发生的尿路感染易感染的病原菌是
12. 血源性尿路感染易感染的病原菌是

第四节 前列腺炎

【自测摸底】

下列关于急性细菌性前列腺炎的叙述正确的是

A. 前列腺无白细胞浸润
B. 疾病通常迁延难愈
C. 大多数出现急性前列腺脓肿
D. 无血行感染
E. 大多由尿道上行感染所致

【名师精讲】

前列腺受到致病菌感染和/或某些非感染因素刺激而出现会阴部、耻骨上、下腹区域疼痛或不适、排尿异常、性功能障碍等临床表现。前列腺炎为成年男性的常见疾病,50岁以下患病率较高。

(一) 临床表现

1. 急性细菌性前列腺炎 发病突然,有寒战和高热、尿频、尿急、排尿痛,会阴部坠胀痛。可发生排尿困难或急性尿潴留。常伴发急性膀胱炎。

2. 慢性细菌性前列腺炎 可有膀胱刺激症状,如尿频、尿急、尿痛,排尿时出现尿道不适或灼热。尿道口"滴白"。合并精囊炎时,可有血精。会阴部、下腹部隐

[答案] 9. C 10. B 11. A 12. D

痛不适,有时还有腰骶部、腹股沟区等酸胀感。性功能减退。出现头昏、乏力、失眠,甚至焦虑、抑郁症状。

3. 慢性非细菌性前列腺炎 临床表现类似慢性细菌性前列腺炎,但是没有反复尿路感染,往往体检与临床表现不一致。直肠指检前列腺稍饱满,质较软,有轻度压痛。前列腺液白细胞>10/HP,但找不到细菌。有时盆腔、会阴部疼痛明显,而前列腺液检查却正常。

（二）诊断

1. 急性细菌性前列腺炎 有典型的临床表现和急性感染史。直肠指检可有前列腺肿胀、压痛,局部温度升高,表面光滑;如有饱满或波动感,则有脓肿形成的可能。尿沉渣镜检可见白细胞增多,血和/或尿细菌培养阳性。

2. 慢性细菌性前列腺炎 有反复尿路感染发作。直肠指检前列腺饱满、增大,质较软,轻度压痛。前列腺按摩液中有致病菌存在,白细胞>10/HP,卵磷脂小体减少。超声显示前列腺组织结构界限不清、混乱,提示前列腺炎。

3. 慢性非细菌性前列腺炎 大多数前列腺炎属于此类。盆腔、会阴部疼痛明显。前列腺液检查正常,培养无细菌生长。此型亦称为前列腺痛。

（三）治疗

前列腺炎急性期需积极卧床休息,应用抗菌药物以及输液或大量饮水,并可使用止痛、解痉、退热等药物以缓解症状。如有急性尿潴留,可采用耻骨上膀胱穿刺造瘘术。

抗菌药物通常用喹诺酮类如氧氟沙星,以及头孢菌素类、红霉素等。淋球菌感染可用头孢曲松。厌氧菌感染可用甲硝唑。病原体为衣原体、支原体,则可用米诺环素、多西环素及碱性药物。慢性期常采用联合用药或轮回用药,以防止耐药性的产生。α受体拮抗剂可以解痉,改善局部症状。

【仿真自测】

男,42 岁。反复发作的尿频、尿急、尿痛 3 个月,伴加重 1 周。小便后有白色分泌物自尿道口流出。该患者最可能感染了

A. 衣原体　　B. 支原体
C. 大肠埃希菌　　D. 铜绿假单胞菌
E. 金黄色葡萄球菌

第五节　肾　结　核

【自测摸底】

1. 肾结核多来源于
   A. 骨结核　　B. 肠结核
   C. 肺结核　　D. 膀胱结核
   E. 生殖系统结核
2. 肾结核的原发灶多在
   A. 骨关节　　B. 淋巴结
   C. 肠道　　D. 肺
   E. 腹腔

【名师精讲】

（一）概述

肾结核是由结核分枝杆菌引起的慢性进行性破坏性病变。多起源于肺结核,少数起源于骨关节结核或消化道结核。

（二）临床表现

肾结核多发于 20~40 岁青壮年人群,男性多于女性,90% 的病变为单侧。临床型肾结核的临床表现

[答案] C

如下：

1. 全身症状　早期肾结核可无全身症状，晚期肾结核或合并身体其他部位活动性结核时，可出现消瘦、发热、盗汗、贫血、乏力、食欲减退等症状。双侧肾结核或一侧肾结核合并对侧重度肾积水时，可出现慢性肾功能不全症状，如水肿、贫血、恶心、呕吐、少尿或无尿。

2. 尿频、尿急、尿痛　为肾结核典型症状之一。尿频往往出现最早，最初是由于含有结核分枝杆菌的脓尿刺激膀胱黏膜所致，以后结核病变侵入膀胱壁，发生结核性膀胱炎及溃疡，尿频加重，并伴有尿急、尿痛。晚期发生膀胱挛缩，尿频更加严重，甚至呈淋漓状尿失禁。

3. 血尿　血尿常在尿频、尿急、尿痛症状发生以后出现，但也有患者以血尿为初发症状。由于结核性膀胱炎及溃疡，在排尿终末膀胱壁收缩时出现血尿，故多为终末血尿，是肾结核的重要症状。

4. 脓尿　严重者尿液如淘米水样，内含碎屑或絮状物，显微镜下可见大量脓细胞。

5. 腰痛和肿块　一般无明显腰痛。当结核影响到肾包膜或继发肾周感染，输尿管被血块、干酪样物质堵塞时，可引起腰部钝痛或绞痛。较大的肾积脓或对侧巨大肾积水时，腰部可触及肿块。

（三）诊断

1. 病史　慢性进行性加重的膀胱刺激症状伴有终末血尿，经抗菌药物治疗无效；或有肾外结核病灶，如附睾结核。

2. 尿液检查

（1）镜检：有较多红细胞和白细胞，多为酸性脓尿。

（2）尿液细菌培养：普通细菌培养无细菌生长。

（3） 尿沉渣涂片抗酸染色：以清晨第一次尿液涂片找抗酸杆菌阳性率最高，至少连续检查 3 次。尿结核分枝杆菌培养阳性对诊断肾结核有决定性意义。

3. 影像学诊断

（1） 超声检查：简单易行，可初步确定病变的部位、有无钙化、对侧肾积水和膀胱挛缩等。

（2） X 线检查

1） 泌尿系 X 线片（KUB）：可见病肾局灶性斑点状钙化影或全肾广泛钙化。

2） 静脉尿路造影（IVU）：可了解分肾功能、病变程度与范围及全尿路形态变化。早期可见肾盏边缘不光滑如虫蚀状，后肾盏不规则扩大或模糊变形，甚至形成空洞；严重者病肾功能丧失，IVU 检查不显影。

（3） CT 和 MRI：IVU 显影不良时，CT 和 MRI 可有助于确定诊断。

1） CT：能清楚地显示中、晚期肾结核扩大的肾盏、肾盂、皮质空洞及钙化灶，三维成像显示输尿管全长病变。

2） MRI 水成像：对诊断肾结核合并对侧肾积水有独到之处。

4. 膀胱镜检查

（1） 有膀胱挛缩、容量<50ml 时，不宜做此检查。

（2） 可见膀胱黏膜充血、水肿、浅黄色结核结节、溃疡及瘢痕形成等，以膀胱三角区和患侧输尿管管口周围较为明显。必要时取活组织检查。患侧输尿管管口呈“洞穴”状，可见混浊尿液喷出。

5. 肾结核误诊的原因

（1） 满足于一般膀胱炎的诊治，应用一般抗感染药物无效时，未进一步追查引起膀胱炎的原因。

（2） 诊断为膀胱结核时，不知道其多源于肾结核。

(3) 发现附睾结核,未做泌尿系统全面检查,如尿常规、尿中找抗酸杆菌、IVU 或 CT 尿路造影(CTU)检查等。

(四) 鉴别诊断

1. 结核性膀胱炎与非特异性膀胱炎

(1) 结核性膀胱炎症状常以尿频开始,膀胱刺激症状长期存在并进行性加重,一般抗感染治疗无效。

(2) 非特异性膀胱炎发病突然,开始即有显著的尿频、尿急、尿痛,经抗感染治疗后症状很快缓解或消失,病程短促,但易复发。

2. 血尿　肾结核的血尿常在膀胱刺激症状存在一段时间后出现,以终末血尿多见。这和泌尿系统肿瘤、结石、非特异性膀胱炎等引起的血尿不同。最主要的是肾结核患者的尿中可以找到抗酸杆菌或尿结核分枝杆菌培养阳性,而其他疾病患者的尿中不会有此发现。

(五) 治疗

1. 药物治疗　早期多能治愈;严重者需手术治疗,但术前、术后均须行抗结核药物治疗。常用抗结核药物为异烟肼+利福平+吡嗪酰胺,2 个月后改为异烟肼+利福平,持续 6~9 个月。

2. 手术治疗　药物治疗 6~9 个月无效,肾结核破坏严重,应在药物治疗配合下手术治疗,术前应行抗结核药物治疗不少于 2 周。

(1) 肾结核

1) 病灶清除术:适用于与肾盂不相通的肾结核闭合性脓肿,抗结核药物治疗 3~6 个月无效者,可手术清除肾结核病变组织。

2) 肾部分切除术:适用于与肾盂相通但病灶局限在病肾一极的结核病灶,经抗结核治疗 3~6 个月后行肾部分切除术。

3）肾切除术：一侧肾广泛破坏，对侧肾功能正常者，可手术切除病肾。双侧肾结核应先积极行抗结核治疗，之后切除无功能肾。一侧肾已无功能，对侧肾重度积水但肾功能代偿尚好者，可切除无功能肾，以后再解除引起对侧肾积水的梗阻病因。

4）肾造瘘术：适用于晚期肾结核，膀胱挛缩合并对侧肾重度积水且有尿毒症，不能接受结核肾切除者，先做积水侧肾造瘘，待肾功能有所恢复、病情缓解后再行结核肾切除术。

（2）输尿管狭窄：输尿管结核致输尿管狭窄合并肾积水者，如狭窄较局限，在抗结核 3~6 个月后切除狭窄段输尿管行对端吻合术；如狭窄邻近膀胱，则行输尿管膀胱吻合术，放置双“J”形输尿管支架引流管，术后 1~2 个月拔除。

（3）挛缩膀胱：结核性膀胱挛缩患者，切除病肾后，再经 3~6 个月抗结核治疗，待膀胱结核完全愈合，对侧肾功能正常，无尿道狭窄，可行肠膀胱扩大术。

（4）膀胱挛缩合并尿道狭窄：膀胱挛缩合并尿道狭窄，尤其是并发对侧输尿管扩张肾积水明显者，为了改善和保护积水肾的功能，可行输尿管皮肤造口术、直肠膀胱术、回肠膀胱术、可控性尿流改道术等。

【仿真自测】

1. 肾结核最具特征性的临床表现为
   A. 腰痛
   B. 消瘦
   C. 全程肉眼血尿
   D. 慢性膀胱刺激症状
   E. 发热伴盗汗

［答案］1. D

2. 患者左肾结核无功能，右肾轻度积水但功能正常，经抗结核治疗仍有膀胱刺激症状。最佳的治疗方案是
   A. 继续抗结核治疗
   B. 加强支持疗法
   C. 对症治疗
   D. 左肾切除
   E. 右肾造瘘

（3～4 题共用备选答案）
   A. 肾部分切除术
   B. 病灶清除术
   C. 抗结核治疗
   D. 肾切除术
   E. 肾造瘘术

3. 一侧肾结核无功能，对侧肾功能正常，应采取的治疗措施是
4. 一侧肾结核无功能，对侧肾重度积水且有尿毒症，应采取的治疗措施是

（5～6 题共用题干）

女，34 岁。有进行性膀胱刺激症状，经抗生素治疗无好转，且伴有右侧腰部胀痛及午后潮热。

5. 下列尿液检查中对诊断有决定性意义的是
   A. 血尿
   B. 脓尿
   C. 尿细胞学检查
   D. 尿沉渣找抗酸杆菌
   E. 尿普通细菌培养
6. 为了解患者分肾功能及形态改变，最有价值的辅助检查是
   A. 逆行肾盂造影
   B. 静脉尿路造影
   C. B 超
   D. CT
   E. MRI

［答案］2. D　3. D　4. E　5. D　6. B

第六节　上尿路结石

【自测摸底】

1. 肾绞痛发作时，首选的治疗方法是
   A. 抗感染治疗　B. 解痉止痛
   C. 局部热敷　D. 口服中药
   E. 针灸
2. 女，50 岁，尿路结石患者。结石检出率最高的影像检查是
   A. 放射性核素显像　B. 腹部 B 超
   C. MRI　D. CT
   E. KUB

【名师精讲】

（一）临床表现

主要症状为疼痛和血尿。

1. 疼痛

（1）结石移动时可出现肾绞痛，向下腹、会阴和睾丸放射，常伴有出汗、恶心、呕吐。

（2）输尿管膀胱壁段结石可出现膀胱刺激症状及尿道和阴茎头部放射痛。

2. 血尿　以镜下血尿为主，有时活动后出现镜下血尿是上尿路结石的唯一临床表现。

3. 其他

（1）结石引起上尿路梗阻可出现少尿，双侧梗阻甚至可出现无尿。

（2）结石继发急性肾盂肾炎或肾积脓时，可有发热、畏寒、寒战等全身症状。

（二）诊断与鉴别诊断

1. 病史和体检

（1）上尿路结石疼痛发作时常有肾区叩击痛。

（2）患者出现腰腹部疼痛和血尿，尤其是有肾绞痛发作者应考虑为上尿路结石。

2. 实验室检查

（1）尿常规：多为镜下血尿，合并感染时可有脓尿。

（2）尿 pH：①草酸钙结石多为中性或弱酸性；②磷酸盐结石多为碱性；③尿酸、胱氨酸结石为酸性。

3. 影像学检查

（1）超声检查：结石呈强回声伴声影。可用于腹部 X 线片不能发现的小结石、透 X 线结石。

（2）X 线检查

1）泌尿系 X 线片：能发现 90% 以上透 X 线结石。

2）静脉尿路造影：可显示结石具体部位及对肾结构、功能的影响程度。

3）逆行肾盂造影：上述检查不能确诊或需观察结石部位以下尿路有无异常时可用。

4）CT 及 CTU：CT 平扫能发现以上检查不能发现的小结石。增强 CT 能够显示肾积水的程度和肾实质的厚度，反映肾功能的变化情况。

（3）放射性核素肾显像：用于评价治疗前患肾功能受损程度和治疗后肾功能的恢复状况。

（4）磁共振水成像：了解结石梗阻后肾、输尿管积水的情况，不需要造影剂即可获得与静脉尿路造影相似的影像。

（5）内镜检查：X 线片未显示结石，静脉尿路造影有充盈缺损而不能确诊时采用。

（三）治疗

1. 非手术治疗　结石 <0.6cm，光滑，无梗阻及感染，纯尿酸结石或胱氨酸结石，可药物排石及溶石。

（1）饮水治疗：增加饮水量，保持尿量在 2 000～

3 000ml/d,利于结石排出。

（2）肾绞痛治疗:解痉止痛为主,可用阿托品、哌替啶,同时应用钙通道阻滞剂、吲哚美辛、黄体酮抑制平滑肌收缩而缓解痉挛。

（3）调节尿液 pH

1）口服枸橼酸钾、碳酸氢钠碱化尿液,有利于尿酸结石和胱氨酸结石的溶解和消失。纯尿酸结石可通过调节饮食、碱化尿液及口服别嘌醇治疗。

2）口服氯化铵酸化尿液,防止感染性结石的生长。

（4）控制感染。

（5）饮食调节

1）草酸钙结石:限制高钙和高草酸饮食,少摄入高糖、高动物蛋白及高脂肪饮食。

2）尿酸结石:避免饮酒,禁食动物内脏和高嘌呤食物。

2. 体外冲击波碎石术(ESWL)

（1）适应证:肾、输尿管上段≤2cm 的结石。结石过大可分次碎石,间隔时间不少于 10~14 天。

（2）禁忌证

1）结石远端尿路有梗阻,妊娠,患有出血性疾病、严重心脑血管疾病、急性尿路感染等。

2）因过度肥胖不能聚焦、肾位置过高、严重骨关节畸形致结石难以定位。

（3）并发症:若击碎的结石堆积于输尿管内形成“石街”,患者有疼痛或不适,有时还可合并感染和肾功能受损等。

3. 内镜治疗

（1）经皮肾镜取石或碎石术(PCNL):适用于≥2cm

的肾盂结石,部分肾盏结石及鹿角形结石。

(2) 输尿管镜取石或碎石术(URL)

1) 适应证:中、下段输尿管结石,X线平片不显影结石,因肥胖、结石硬、停留时间长和经ESWL治疗并发“石街”者。输尿管软镜亦用于肾结石<2cm者。

2) 禁忌证:下尿路梗阻,输尿管细小、狭窄或严重扭曲等。

(3) 腹腔镜输尿管取石术:适用于输尿管结石>2cm者;或经ESWL、输尿管镜手术治疗失败者。

4. 开放手术治疗 适用于上述治疗失败或无条件进行上述治疗的情况。

5. 双侧上尿路结石治疗

(1) 双侧肾结石:①先处理结石易于取出且安全的一侧;②若肾功能极差,梗阻严重,全身情况差,先行肾造瘘引流尿液,改善和恢复肾功能后再处理结石。

(2) 双侧输尿管结石:先处理梗阻严重侧,条件允许可同时取出双侧结石。

(3) 一侧肾结石并对侧输尿管结石:先处理输尿管结石。

(4) 双侧上尿路结石或孤立肾上尿路结石致急性完全性梗阻无尿:①若全身情况允许,应及时施行手术。②病情严重不能耐受手术,可试行输尿管插管,通过结石部位后留置导管引流尿液;不能通过结石部位时,则改行经皮肾造瘘术,病情好转后再选择适当治疗方法。

【名师助记】

不同部位、大小的结石的治疗见表1-4。

表 1-4　不同部位、大小的结石的治疗

结石直径	部位	处理
<0. 6cm	肾、输尿管	大量饮水、药物
0. 6~2. 0cm	肾、输尿管上段	体外冲击波碎石术、输尿管镜取石或碎石术
	输尿管中、下段	输尿管镜取石或碎石术
>2. 0cm	肾	经皮肾镜取石或碎石术
	输尿管	腹腔镜输尿管取石术

【仿真自测】

1. 男,40 岁。突发右腰部剧痛 3 小时,疼痛向右下腹放射,伴恶心、呕吐。最可能的疾病是
   A. 胆石症　　B. 急性胆囊炎
   C. 上尿路结石　　D. 急性阑尾炎
   E. 肾盂肾炎
2. 腹部 X 线片不易显影的尿结石是
   A. 碳酸盐结石　　B. 草酸盐结石
   C. 磷酸盐结石　　D. 尿酸结石
   E. 混合结石
3. 右肾绞痛伴有镜下血尿,进一步检查应首先进行的是
   A. 尿脱落细胞检查
   B. 腹部 X 线片检查
   C. 膀胱镜检查
   D. CT
   E. 中段尿培养

[答案] 1. C　2. D　3. B

4. 男,45 岁。右肾区胀痛 1 年余,活动后加重。腹部 X 线片见右肾盂内 3cm×3cm 高密度影。肾图检查示右肾中度受损,左肾功能正常。最佳治疗方案为
   A. 药物排石
   B. 体外冲击波碎石
   C. 经皮肾镜取石
   D. 肾切除
   E. 肾部分切除

(5~6 题共用备选答案)
   A. 急性膀胱炎　　B. 急性肾盂肾炎
   C. 泌尿系统结核　　D. 膀胱结石
   E. 膀胱肿瘤

5. 男,45 岁。有顽固膀胱刺激症状伴终末血尿,应先考虑为
6. 排尿时有膀胱刺激症状,伴排尿困难及尿流中断,改变体位后可继续排尿,应先考虑为

(7~8 题共用备选答案)
   A. 输尿管软镜激光碎石
   B. 体外冲击波碎石
   C. 药物排石
   D. 腹腔镜输尿管切开取石
   E. 经皮肾镜碎石

7. 左肾盂结石直径 2. 8cm, B 超检查肾盂分离 2. 3cm,应选择的治疗方法是
8. 左输尿管上段结石 0. 4cm×0. 5cm,应选择的治疗方法是

[答案] 4. C　5. C　6. D　7. E　8. C

（9~10 题共用备选答案）
A. 无痛性肉眼血尿
B. 终末血尿伴膀胱刺激症状
C. 初始血尿
D. 疼痛伴血尿
E. 血尿+蛋白尿
9. 泌尿系统结石的血尿特点为
10. 泌尿系统肿瘤的血尿特点为

第七节 泌尿系统肿瘤

【自测摸底】

一侧阴囊内肿块，质硬，无触痛，有沉重感，透光试验阴性。最可能的疾病是

A. 睾丸鞘膜积液
B. 交通性鞘膜积液
C. 精囊结核
D. 附睾结核
E. 睾丸肿瘤

【名师精讲】

一、肾细胞癌

（一）概述

1. 肾肿瘤多为恶性，较常见的肾肿瘤有肾细胞癌（肾癌）、肾母细胞瘤和尿路上皮细胞乳头状瘤。

2. 成人恶性肿瘤中，肾细胞癌占 2%~3%。

3. 婴幼儿恶性肿瘤中，肾母细胞瘤占 20%以上。

（二）病理

1. 主要为肾小管上皮细胞发生的恶性肿瘤，透明

［答案］9. D 10. A

细胞癌占肾癌的70%~80%。

2. 转移

(1) 肿瘤局限包膜内:恶性程度较小。

(2) 肿瘤穿透假包膜:可侵入肾周筋膜和邻近组织、器官。

(3) 肿瘤向内侵及肾盂、肾盏:引起血尿。

(4) 淋巴转移:最先转移到肾蒂淋巴结。

(三) 临床表现

肉眼血尿、腰痛和腰部肿块被称为肾癌的三联征。

1. 症状

(1) 血尿:肿瘤侵入肾盏、肾盂会出现间歇性无痛性肉眼血尿。

(2) 疼痛:常为腰部钝痛或隐痛,多由于肿瘤生长牵张肾包膜或侵犯腰肌、邻近器官所致。血块通过输尿管时可发生肾绞痛。

2. 体征　肿瘤较大时在腹部或腰部可触及包块。

3. 副瘤综合征　常见有发热、高血压、红细胞沉降率(血沉)加快等。如肾癌内致热原引起低热;肿瘤压迫肾内血管产生肾素引起高血压;此外还有高钙血症、高血糖、红细胞增多症、肝功能异常、症状性精索静脉曲张、消瘦、贫血、体重减轻等。

(四) 诊断

典型临床表现为三大症状:血尿、疼痛和肿块。

1. 超声　是常用检查方法,敏感性高,可发现临床无症状、静脉尿路造影无改变的早期肿瘤。对于肿块是囊性或是实质性、是肾细胞癌或是肾血管平滑肌脂肪瘤有较好的鉴别。

2. X线检查　静脉尿路造影可见因肿瘤压迫或破坏致肾盂受压变形、狭窄、拉长、移位或充盈缺损。

3. CT　对肾细胞癌确诊率高,可显示肿瘤部位、大小、邻近器官有无受累,是目前诊断肾细胞癌最可靠的影像学方法。CT 表现为肾实质内不均质肿块，增强扫描后肿瘤增强明显。

4. MRI　T_1 加权像常表现为不均质的低信号或等信号；T_2 加权像则表现为高信号改变。

（五）治疗

1. 手术治疗

（1）根治性肾切除术：是肾细胞癌最主要的治疗方法。

（2）保留肾单位的肾部分切除术：适用于 T_1 期，位于肾上、下极或肾周边，单发，最大直径<4cm 的肾细胞癌。

（3）肾部分切除术或肿瘤切除：适用于孤立肾肾肿瘤或双侧肾肿瘤。

（4）肾细胞癌已有转移并非手术禁忌证。

2. 免疫治疗　肾细胞癌对放疗与化疗效果不佳，免疫治疗对预防转移有一定疗效。

3. 分子靶向药物　酪氨酸激酶抑制剂（TKI）和哺乳动物雷帕霉素靶蛋白（mTOR）抑制剂用于晚期肾细胞癌（透明细胞癌）的治疗。

二、膀胱肿瘤

（一）概述

膀胱肿瘤是泌尿系统最常见的肿瘤，病因不清，危险因素包括吸烟、长期接触化工制剂等，绝大多数为恶性。

（二）病理

1. 病理类型

（1）上皮性肿瘤：占 95% 以上，其中 90% 为尿路上皮乳头状癌；鳞癌和腺癌各占 2%～3%，恶性程度较高，呈浸润性生长。

（2）非上皮性肿瘤：罕见，多为肉瘤，好发于婴幼儿。

2. 膀胱癌TNM分期　根据肿瘤的浸润深度分为非肌层浸润性膀胱癌和肌层浸润性膀胱癌。

(1) 非肌层浸润性膀胱癌(表浅膀胱癌):①原位癌(Tis);②非浸润性乳头状癌(T_a);③肿瘤侵及皮下结缔组织(T_1)。

(2) 肌层浸润性膀胱癌:①肿瘤侵犯肌层(T_2);②肿瘤侵犯膀胱周围组织(T_3);③肿瘤侵犯前列腺、精囊、子宫、阴道及盆壁和腹壁等(T_4)。

3. 肿瘤的扩散　肿瘤分布在膀胱侧壁及后壁最多见,其次为三角区和顶部。

(1) 直接浸润:主要向膀胱壁深层浸润,直至膀胱外组织。

(2) 淋巴转移:常见。浸润浅肌层者,约50%淋巴管内有癌细胞;浸润深肌层者,几乎全部淋巴管内都有癌细胞;浸润至膀胱周围组织时,多数已有远处淋巴结转移。

(3) 血行转移:多出现在晚期,主要转移至肝、肺、肾上腺等。

(4) 种植转移。

(三) 临床表现

发病年龄多在50~70岁,男女之比为4∶1。

1. 症状

(1) 血尿是膀胱癌最常见和最早出现的症状,常表现为间歇性无痛性全程肉眼血尿,可自行减轻或停止。

(2) 膀胱三角区或膀胱颈部的肿瘤可造成膀胱出口梗阻,出现排尿困难甚至尿潴留,也可有终末血尿、尿频和尿痛。

(3) 尿频、尿急、尿痛多为膀胱癌的晚期表现。

2. 体征

(1) 浸润癌晚期,在耻骨上可触及质硬包块,排尿后不消退。

（2）肿瘤阻塞输尿管可致肾积水、肾功能不全。

（3）肿瘤广泛转移时，可出现骶腰部疼痛、下肢水肿、贫血、体重减轻等。

（四）诊断

中老年患者出现无痛性肉眼血尿，应首先想到泌尿系统肿瘤的可能，其中尤以膀胱癌多见。

1. 尿液检查　新鲜尿液易找到脱落肿瘤细胞，尿细胞学检查可作为血尿初筛。

2. 影像学检查

（1）超声：初筛，可发现直径>0.5cm的肿瘤。

（2）静脉尿路造影：了解肾盂、输尿管及膀胱有无肿瘤，以及膀胱肿瘤对上尿路的影响。

（3）CT和MRI：了解肿瘤浸润膀胱壁深度、局部转移肿大的淋巴结以及是否有内脏转移。

3. 膀胱镜检查

（1）直接观察肿瘤的部位、大小、数目、形态，估计肿瘤基底部浸润程度。

（2）取肿瘤组织送病理检查，了解肿瘤性质、细胞分化程度及分期。

4. 膀胱双合诊

（1）了解肿瘤大小、浸润的范围、深度以及与盆壁的关系。

（2）常用于术前对肿瘤浸润范围和深度的评估。

（五）治疗

1. 手术治疗

（1）体积较小或浅表的非浸润性肿瘤：经尿道膀胱肿瘤电切或激光切除术。

（2）体积较大、浸润较深但较局限的肿瘤：膀胱部分切除。

（3）肿瘤较大、多发、反复发作及分化不良、浸润较深的肿瘤：膀胱全切术，同时行尿流改道。

2. 膀胱内灌注　卡介苗、丝裂霉素、表柔比星、吉西他滨等行膀胱内灌注治疗，可以预防或推迟肿瘤复发。

3. 放射治疗或化疗　晚期浸润癌采用姑息性放射治疗或化疗可减轻症状，延长生存时间。

【仿真自测】

1. 无痛性肉眼血尿，尿中找到癌细胞。下列检查对进一步诊断最有意义的是
   A. 膀胱镜检查
   B. 腹部 X 线片
   C. 静脉肾盂造影
   D. 肾动脉造影
   E. 膀胱镜检查+逆行肾盂造影
2. 肾癌常见的三大症状是
   A. 血尿、疼痛、乏力　B. 疼痛、包块、低热
   C. 血尿、包块、疼痛　D. 血尿、包块、高血压
   E. 消瘦、血尿、低热
3. 下列有关泌尿生殖系统肿瘤的说法不正确的是
   A. 膀胱肿瘤以鳞癌和腺癌多见
   B. 睾丸肿瘤多发生于 20~40 岁青壮年
   C. 肾母细胞瘤多发生于婴幼儿
   D. 肾肿瘤多为恶性
   E. 前列腺癌在我国近年发病率逐年上升

［答案］1. E　2. C　3. A

（4~5 题共用题干）
男，60 岁。间歇性无痛性血尿 2 个月，有血块。B 超检查见膀胱内有 1.5cm×2.0cm×1.0cm 新生物，有蒂。

4. 最有诊断价值的检查是
   A. 尿常规　　B. 尿脱落细胞
   C. 膀胱镜+活检　　D. IVP
   E. CT
5. 最常用的治疗方法是
   A. 膀胱灌注化疗　　B. 经尿道电切
   C. 开放手术　　D. 放疗
   E. 全身化疗

第八节　泌尿系统梗阻

【自测摸底】

1. 能清楚显示肾积水程度和肾实质萎缩情况的检查方法是
   A. 逆行肾盂造影　　B. MRI
   C. CT　　D. B 超
   E. 放射性核素肾显像
2. 老年男性发生膀胱结石最常见的诱因是
   A. 膀胱炎　　B. 前列腺炎
   C. 膀胱挛缩　　D. 前列腺增生
   E. 膀胱异物

［答案］4. C　5. B

【名师精讲】

一、良性前列腺增生症

（一）解剖与病理

1. 前列腺解剖　前列腺由移行带、中央带和外周带组成。

2. 病变常见部位　增生主要发生于移行带，前列腺癌最常发生于外周带。

3. 继发尿路感染及膀胱结石　梗阻引起膀胱尿液潴留，可继发感染和结石。

（二）临床表现

多在50岁以后出现症状。

1. 尿频　是常见的早期症状，夜间更为明显。

2. 排尿困难　进行性排尿困难是前列腺增生最重要的症状。

3. 尿潴留　梗阻加重，残余尿增多，使膀胱逼尿肌功能受损，收缩力减弱。膀胱过度充盈使少量尿液自尿道口溢出，称为充溢性尿失禁。

4. 并发症　继发尿路感染、膀胱结石、血尿、腹股沟疝、脱肛、内痔等，梗阻严重者可引起肾积水、肾功能损害。

（三）诊断

凡50岁以上男性出现进行性排尿困难，应考虑有前列腺增生的可能。

1. 体格检查　直肠指检可扪及前列腺体积增大，表面光滑，质韧，有弹性，边缘清楚，中间沟变浅或消失。尿潴留者下腹部可扪及包块。

2. 超声　经直肠超声检查对前列腺内部结构显示更为清晰。

3. 尿流率检查　可以确定前列腺增生患者排尿的梗阻程度。

4. PSA测定　对排除前列腺癌有价值。

（四）治疗

1. 观察等待　症状轻，不影响生活，无须治疗。

2. 药物治疗　适用于梗阻症状较轻者。

（1）α 受体拮抗剂：α_1 受体分布在前列腺基质平滑肌中，拮抗 α_1 受体能有效降低膀胱颈及前列腺平滑肌张力。常用药物有特拉唑嗪、哌唑嗪等。常见的副作用有头晕、鼻塞、直立性低血压。

（2）5α 还原酶抑制剂：在前列腺内阻止睾酮转变为双氢睾酮，使前列腺缩小。体积较大者，联合 α 受体拮抗剂治疗效果更佳。常用药物有非那雄胺和度他雄胺。

3. 手术治疗

（1）适应证：①药物治疗无效者；②有急性尿潴留史者；③反复尿路感染合并膀胱结石者；④并发肾功能损害或并发腹股沟疝、脱肛及内痔者；⑤一般情况尚可，心、肺及肝、肾功能正常，能耐受手术者。

（2）手术方法：①经尿道前列腺电切术（TURP）；②经尿道前列腺剜除术和经尿道前列腺激光切除术；③开放性前列腺切除术。

二、尿潴留

（一）病因

1. 机械性梗阻　膀胱颈和尿道的任何梗阻性病变都可以引起急性尿潴留。常见的病因有：

（1）前列腺：良性前列腺增生、前列腺肿瘤。

（2）膀胱：膀胱颈梗阻性病变，如膀胱颈挛缩、膀胱颈肿瘤。

（3）尿道：先天性尿道畸形、尿道损伤、狭窄、肿瘤、异物和结石。

2. 动力性梗阻　膀胱出口和尿道无器质性梗阻病变，尿潴留系排尿功能障碍所致。常见的原因有：

（1）中枢和周围神经系统病变：如脊髓或马尾损

伤、糖尿病、肿瘤。

（2）麻醉、手术后：特别是蛛网膜下腔阻滞麻醉和肛管直肠手术后。

（3）药物：松弛平滑肌的药物，如阿托品、山莨菪碱等。

（4）低血钾和醛固酮增多症、腹泻、长期应用利尿剂：可致膀胱逼尿肌收缩无力。

（5）高热及昏迷。

（二）临床表现及诊断

1. 症状　急性尿潴留发病突然，膀胱内充满尿液不能排出，下腹胀痛难忍。慢性尿潴留起病缓慢，病程较长，下腹部可触及充满尿液的膀胱。

2. 体征　耻骨上膀胱呈半球形膨胀，叩诊为浊音，用手按压有明显尿意。

3. 影像学检查　超声检查可明确诊断。

（三）治疗

1. 急性尿潴留　治疗原则是解除病因，恢复排尿。但病因不明或梗阻一时难以解除时，可先引流尿液，以后再针对病因进行治疗。

（1）解除病因：①解除梗阻，如包皮或尿道口狭窄、尿道结石等可立即手术恢复尿道畅通；②纠正低血钾，血钾纠正后即可排尿；③蛛网膜下腔阻滞麻醉和肛管直肠手术后尿潴留，可针灸或穴位注射新斯的明 0.25mg。

（2）导尿：是最简便、常用的方法。如估计排尿功能一时难以恢复，还应保留导尿管，1 周后再试行拔除。

（3）耻骨上膀胱造瘘术：不能插入导尿管者，应做耻骨上膀胱穿刺造瘘或膀胱切开造瘘，如梗阻病因不能解除，可以永久保留造瘘管引流尿液。

2. 慢性尿潴留　上尿路积水严重者，可先引流膀胱尿液，而后再针对病因择期手术。

【仿真自测】

1. 前列腺增生症最重要的症状是
   A. 进行性排尿困难　　B. 尿失禁
   C. 尿频　　D. 尿潴留
   E. 肾功能不全的表现
2. 急性尿潴留病因中,属于非机械性梗阻的是
   A. 尿道结石　　B. 外伤性高位截瘫
   C. 尿道断裂　　D. 尿道肿瘤
   E. 前列腺增生
3. 急性尿潴留最常用的处理方法是
   A. 利尿　　B. 针灸
   C. 膀胱穿刺抽液　　D. 膀胱造瘘
   E. 导尿

(4~5 题共用题干)

男,70 岁。进行性排尿困难 10 年,夜尿 3~4 次,从未药物治疗。直肠指检:前列腺体积增大,中间沟消失,表面尚光滑,质地中等。B 超:双肾无积水,输尿管未见扩张。最大尿流率 10ml/s。

4. 首先考虑的疾病是
   A. 膀胱结石　　B. 膀胱颈部挛缩
   C. 前列腺癌　　D. 前列腺增生症
   E. 神经源性膀胱
5. 首选的治疗方法是
   A. 膀胱造瘘
   B. 根治性前列腺切除术
   C. 口服多沙唑嗪+非那雄胺
   D. 经尿道前列腺切除术(TURP)
   E. 膀胱切开取石

[答案] 1. A　2. B　3. E　4. D　5. C

第九节 泌尿系统损伤

【自测摸底】

1. 男,30 岁。1 小时前从 3m 高处坠落,右腰部受伤,局部疼痛,肉眼血尿。查体:生命体征平稳,腹软。住院 5 天后下床活动,右腰部疼痛加剧并出现腰部包块。此时脉搏 120 次/min,血压 80/40mmHg。下一步最恰当的治疗措施是
   A. 抗休克同时准备手术
   B. 输血
   C. 抗感染
   D. 输液
   E. 继续观察
2. 最严重的肾损伤类型是
   A. 肾挫伤　　B. 肾全层裂伤
   C. 肾蒂断裂　　D. 肾部分损伤
   E. 肾皮质裂伤

【名师精讲】

一、肾损伤

肾质地脆,包膜薄,周围有骨质结构,一旦受暴力打击或挤压均可发生不同程度损伤,还可合并邻近器官的损伤。所以,这类肾损伤由外伤造成的居多。

(一)病因

1. 闭合性损伤　因直接或间接暴力所致。

2. 开放性损伤　锐器损伤,常合并胸部或腹部损伤,损伤复杂而严重。

3. 肾本身病变　如肾积水、肾肿瘤、肾结核或肾囊性疾病等更易损伤,有时极轻微的创伤也可造成严

重的“自发性”肾破裂。

4. 医疗操作损伤 如肾穿刺、腔内泌尿外科诊疗也可发生肾损伤。

（二）病理

临床上最多见为闭合性肾损伤，根据损伤的程度可分为以下病理类型：

1. 肾挫伤 损伤仅限于部分肾实质，形成肾瘀斑或/和包膜下血肿，肾包膜及肾盂黏膜完整。轻微，可自愈。

2. 肾部分裂伤 包膜破裂，可致肾周血肿；若伴有肾盏、肾盂黏膜破裂，则有明显血尿。通常不需手术治疗，经积极治疗多可自行愈合。

3. 肾全层裂伤 肾实质重度裂伤，外及肾包膜，内达肾盂、肾盏黏膜，常引起广泛性的肾周血肿、血尿和尿外渗。

4. 肾蒂血管损伤 少见。肾蒂或肾段血管部分或全部撕裂时可引起大出血、休克，需立即救治，否则会危及生命。

（三）临床表现

1. 休克 见于严重肾裂伤、肾蒂裂伤或合并其他脏器损伤者。

2. 血尿 肾挫伤血尿较轻；严重肾裂伤可有大量肉眼血尿，并有血块阻塞尿路。

3. 疼痛 肾包膜下血肿、肾周软组织损伤、出血或尿外渗引起腰腹部疼痛。血液、尿液渗入腹腔或合并腹内脏器损伤时，出现全腹疼痛和腹膜刺激症状。血块通过输尿管时可出现肾绞痛。

4. 腰腹部包块 肾周血肿及尿外渗使局部肿胀形成包块。

5. 发热 血肿和尿外渗合并感染，甚至导致肾周脓肿或化脓性腹膜炎，可伴有全身中毒症状。

（四）诊断

1. 病史、临床症状。

2. 查体　伤侧腰腹部压痛或有腹膜刺激症状，有时可触及伤侧腰部包块。

3. 实验室检查　尿中含多量红细胞；血红蛋白与血细胞比容持续降低，提示有活动性出血；血白细胞增多提示有感染可能。

4. 影像学检查

（1）超声检查：提示肾损伤的部位和程度。

（2）CT、MRI：可显示肾实质裂伤程度，血肿、尿外渗范围。

（五）治疗

1. 紧急治疗　休克患者须迅速纠正休克，明确有无合并其他器官损伤，做好手术探查准备。

2. 非手术治疗

（1）绝对卧床休息 2~4 周。通常肾损伤后 4~6 周肾部分裂伤才趋于愈合。恢复后 2~3 个月不宜参加体力劳动。

（2）定时测量血压、脉搏、呼吸、体温，注意腰部包块有无增大；检测血尿浓度及血红蛋白和血细胞比容等。

（3）补充血容量，维持水、电解质平衡，必要时输血。

（4）早期合理使用抗生素预防感染。

（5）使用止痛、镇静和止血药物。

3. 手术治疗

（1）手术指征：①开放性肾损伤；②严重休克经输血、输液仍不能纠正；③血尿逐渐加重，血红蛋白及血细胞比容逐渐下降；④腰部包块逐渐增大；⑤合并腹内脏器损伤。

（2）手术方法

1）肾修补术：适用于肾裂伤范围比较局限者。

2）肾部分切除术：适用于肾一极严重损伤和缺

血者。

3）肾血管修补术：适用于肾血管损伤或损伤性肾血管阻塞者。

4）肾切除术：适用于肾广泛裂伤无法修补或肾蒂血管损伤不能缝合而对侧肾功能正常者。

5）清创引流术：适用于开放性肾损伤、伤口漏尿并严重污染，伤后时间较久，有严重尿外渗或并发感染者。

4. 并发症的治疗　①腹膜后尿囊肿或肾周脓肿要切开引流；②恶性高血压行肾血管修复或患肾切除术；③肾积水行肾盂成形术或肾切除术；④持久性血尿行选择性患侧肾动脉栓塞术。

二、前尿道损伤

（一）病因

最常见的是尿道球部损伤，骑跨伤是常见的致病原因。

（二）病理

1. 尿道挫伤　仅有尿道水肿和出血，愈合后不发生尿道狭窄。

2. 尿道裂伤　可有尿道周围血肿和尿外渗，愈合后引起瘢痕性尿道狭窄。

3. 尿道完全断裂　因尿道断端退缩、分离，血肿较大，可发生尿潴留，用力排尿则发生尿外渗。

4. 血肿及尿外渗范围

（1）阴茎筋膜未破时，血肿及尿外渗仅限于阴茎筋膜内，表现为阴茎肿胀。

（2）阴茎筋膜破裂，血液及尿液渗入会阴浅筋膜包绕的会阴浅袋，使会阴、阴囊、阴茎肿胀，有时向上扩展至下腹壁，但尿液不会外渗到两侧股部。

（三）临床表现

1. 尿道出血　伤后尿道外口有滴血或血尿，严重者可发生休克。

2. 疼痛 会阴部疼痛，可放射至尿道外口，排尿时疼痛加重。

3. 排尿困难 伤后因尿道水肿和疼痛致括约肌痉挛，发生排尿困难。尿道完全断裂时，则可发生尿潴留。

4. 会阴部血肿、瘀斑 引起会阴和阴囊肿胀及蝶形血肿。

5. 尿外渗 尿道裂伤或断裂后，尿液自裂口处渗入周围组织，形成尿外渗。如尿外渗、血肿并发感染，不及时处理或处理不当则会出现脓毒症。如为开放性损伤，尿液可自皮肤、肠道或阴道创口流出，形成尿瘘。

（四）诊断

1. 病史和查体 多有会阴部骑跨伤病史，偶可因尿道器械检查致伤。根据典型的症状及血肿、尿外渗分布，诊断并不困难。

2. 诊断性导尿 在严格无菌条件下，如能顺利插入导尿管，则说明尿道连续而完整。一旦插入导尿管，应留置导尿 1 周以引流尿液并支撑尿道。如一次插入困难，不应反复试插，以免加重创伤和引起感染。

3. 逆行尿道造影 尿道造影可显示尿道损伤的部位和程度。尿道裂伤或断裂时可见造影剂外溢。

（五）治疗

1. 抗休克治疗 严重出血并发休克者，应紧急抗休克，尽早施行手术。

2. 保守治疗 尿道球部挫伤或轻微裂伤而排尿通畅者，采用抗感染及对症治疗。

3. 保留导尿管 尿道球部裂伤后有排尿困难，如能经尿道顺利插入导尿管，应保留导尿管引流尿液 2 周。

4. 手术治疗 尿道部分裂伤后，如尿道口流血较多、排尿困难、导尿失败、会阴部血肿或尿外渗，均应行耻骨上膀胱造瘘术。球部尿道撕裂严重或断裂，会阴及阴囊有血肿及尿外渗，应立即行经会阴尿道端端吻合术，并引流血肿及外渗尿，留置导尿管 2~3 周。

5. 尿道狭窄的治疗　轻者行尿道扩张，重者可行瘢痕切除加尿道吻合术。

【名师助记】

前尿道损伤：尿道球部，会阴骑跨伤（骑球）。

后尿道损伤：尿道膜部，骨盆骨折（骨膜）。

三、后尿道损伤

（一）病因及病理

1. 病因　骨盆骨折是造成后尿道损伤的最主要原因。

2. 病理　膜部尿道穿过尿生殖膈，当骨盆骨折时，附着于耻骨下支的尿生殖膈突然移位，造成剪切样暴力，使薄弱的膜部尿道撕裂。

（二）临床表现

1. 休克　骨盆骨折致后尿道损伤，一般较严重，常合并大出血，引起创伤性、失血性休克。

2. 疼痛　下腹痛，局部有肌紧张及压痛。

3. 排尿困难　伤后不能排尿，发生急性尿潴留。

4. 尿道出血　尿道口无流血或仅有少量血液流出。

5. 尿外渗及血肿　伤后多在前列腺周围形成血肿或尿外渗。尿生殖膈撕裂时，血肿及尿外渗可蔓延至会阴及阴囊。

（三）诊断

1. 病史　骨盆挤压伤后患者出现尿潴留，应考虑后尿道损伤。

2. 查体　骨盆挤压及分离试验阳性；直肠指检可触及直肠前柔软的血肿及压痛，有时可扪及浮动的前列腺尖端。

3. X 线检查　骨盆 X 线片见骨盆骨折；尿道造影

可见后尿道有造影剂外渗。

（四）治疗

1. 紧急处理　一般不宜插入导尿管，避免加重局部损伤及感染。尿潴留者可行耻骨上膀胱穿刺，吸出膀胱内尿液。

2. 手术治疗

（1）耻骨上高位膀胱造瘘：后尿道损伤排尿困难有尿潴留者，可行局麻下耻骨上高位膀胱造瘘。若不能恢复排尿，造瘘后3个月再行尿道重建术。

（2）尿道会师牵引术：目的是恢复尿道连续性，避免尿道分离形成较大的瘢痕狭窄。切开膀胱后，以金属尿道探为引导，经尿道置尿管入膀胱，并做适当牵引，缩短尿道断端的距离。术后3周拔除尿管。

（3）尿道狭窄的处理：轻者可定期做尿道扩张；严重狭窄或闭锁者，在伤后3个月经尿道内切开或会阴切开行瘢痕切除及尿道端端吻合术。

（4）并发症的处理：合并直肠损伤时，早期立即修补，并行暂时性结肠造口术。尿道直肠瘘需待3~6个月后再施行修补术。

【仿真自测】

1. 男，35岁。4小时前从5m高处跌下，左腰部撞到石块上，当时无昏迷。现血压正常，感左腰部疼痛伴轻压痛。尿常规 RBC（+）。最可能的诊断是

A. 肾挫伤　B. 肾部分裂伤
C. 肾全层裂伤　D. 肾蒂断裂
E. 肾蒂伤伴输尿管损伤

［答案］1. A

2. 尿道球部损伤后最具特征的表现是
   A. 初始血尿　　B. 终末血尿
   C. 全程血尿　　D. 尿道滋血
   E. 会阴部肿痛
3. 关于前尿道损伤，下列叙述不正确的是
   A. 骑跨伤引起
   B. 尿外渗致阴囊肿胀
   C. 外伤后出现血尿、排尿困难或不能排尿
   D. 尿道挫伤及轻度裂伤留置导尿管 1 个月
   E. 尿道修补术后留置导尿管 2~3 周
4. 青年男性，自高处跌下，致骨盆骨折，发生排尿困难，尿潴留，会阴部肿胀，导尿管不能插入膀胱。损伤的部位应是
   A. 膀胱　　B. 肛门、直肠
   C. 后尿道　　D. 尿道球部
   E. 阴茎部尿道
5. 后尿道损伤的早期处理中不正确的是
   A. 抗休克
   B. 尽早应用广谱抗生素
   C. 立即导尿解除潴留
   D. 高位膀胱造瘘术
   E. 尿道会师复位术
6. 后尿道损伤合并直肠损伤，应采取的治疗措施是
   A. 行直肠修补术
   B. 行直肠切除术
   C. 早期立即修补直肠并行暂时性结肠造口术
   D. 行永久性结肠造口术
   E. 直肠切除并行结肠造口术

[答案] 2. D　3. D　4. C　5. C　6. C

(7~8 题共用题干)
男,34 岁。下船时不慎跌倒,会阴部骑跨在船沿上,立即出现尿道口滴血,之后不能排尿,发生尿潴留。查体发现会阴部、阴茎、阴囊明显肿胀。诊断为尿道球部断裂,给予手术治疗。

7. 为了预防术后尿道狭窄,主要采取的措施是
   A. 预防感染
   B. 留置导尿管 7~14 天
   C. 多饮水
   D. 后期应定期做尿道扩张
   E. 局部理疗

8. 术后 3 个月,患者突然发生右下腹疼痛,伴有恶心,无发热。既往有同样发作史。查体:腹平软,右下腹深压痛,无反跳痛及肌紧张,右肋脊角叩痛。尿镜检红细胞 10~15/HP。血白细胞 $9.6\times10^9/L$。首先考虑为
   A. 急性阑尾炎　B. 右侧肾、输尿管结石
   C. 右侧斜疝　D. 膀胱结石
   E. 右肾结核

第十节 鞘膜积液

【自测摸底】

男孩,3 岁。右侧阴囊内肿块,光滑,有波动感,右侧睾丸未触及。卧位时肿块不消失。首先考虑的诊断是
   A. 腹股沟疝　B. 精索鞘膜积液
   C. 隐睾　D. 睾丸鞘膜积液
   E. 交通性鞘膜积液

[答案] 7. D　8. B

【名师精讲】

（一）病因及分型

1. 病因

（1）儿童鞘膜积液主要为先天性鞘状突闭合不全所致。

（2）成人鞘膜积液分为原发性和继发性两种，前者病因不明，后者与炎症、外伤、肿瘤及丝虫病有关。

2. 分型　根据积液的解剖特点，鞘膜积液可分为睾丸鞘膜积液、精索鞘膜积液、睾丸精索鞘膜积液、交通型鞘膜积液四种类型。

（二）诊断与鉴别诊断

1. 诊断

（1）睾丸鞘膜积液：阴囊球形或卵圆形，表面光滑，有囊样感，无压痛，触不到睾丸和附睾，透光试验阳性；如积液为脓性、血性或乳糜性，则透光试验阴性。

（2）精索鞘膜积液：位于睾丸上方，睾丸可扪及。

（3）睾丸精索鞘膜积液：阴囊呈梨形肿大，睾丸扪不清。

（4）交通型鞘膜积液：站立时阴囊肿大，平卧后因积液流入腹腔，肿块缩小或消失，睾丸可扪及。

2. 透光试验　在暗室内或用黑色纸筒罩于阴囊，手电筒由阴囊下方向上照射时，积液有透光性为阳性。

3. 鉴别诊断　阴囊超声检查呈液性暗区，有助于与睾丸肿瘤和腹股沟疝相鉴别。

（三）治疗

1. 婴儿鞘膜积液　无须手术治疗。

2. 成人鞘膜积液　积液量少，无任何症状，无须手术治疗。积液量多，体积大，伴有明显症状，行鞘膜翻转术。

3. 交通型鞘膜积液　切断通道，在内环处高位结扎鞘状突。

4. 继发性睾丸鞘膜积液 对因治疗并行鞘膜翻转术。

【仿真自测】

1. 最常见的鞘膜积液是
   A. 精索鞘膜积液 B. 睾丸鞘膜积液
   C. 睾丸精索鞘膜积液 D. 交通型鞘膜积液
   E. 先天性鞘膜积液
2. 男孩,3 岁。右侧阴囊包块,质软,透光试验阳性,平卧后可消失。正确的诊断是
   A. 右侧睾丸鞘膜积液
   B. 右侧交通型鞘膜积液
   C. 右侧斜疝
   D. 右侧睾丸肿瘤
   E. 右侧附睾结核
3. 男,20 岁。查体发现腹股沟睾丸上方有一囊肿,透光试验阳性,囊肿与睾丸有明显分界。最可能的诊断是
   A. 睾丸鞘膜积液 B. 精索鞘膜积液
   C. 交通型鞘膜积液 D. 睾丸肿瘤
   E. 精液囊肿

(4~6 题共用备选答案)
   A. 精索静脉曲张 B. 睾丸鞘膜积液
   C. 睾丸鞘膜积血 D. 睾丸肿瘤
   E. 附睾炎
4. 左侧多见的是
5. 透光试验阳性的是
6. 多继发于肾癌的是

［答案］1. B 2. B 3. B 4. A 5. B 6. A

第十一节　肾功能不全

【自测摸底】

1. 高钾血症的病因不包括
   A. 慢性肾衰竭　　B. 应用袢利尿剂
   C. 应用螺内酯　　D. 大量输入库存血
   E. 挤压综合征
2. 在我国，目前慢性肾衰竭最常见的病因是
   A. 高血压肾病
   B. 糖尿病肾病
   C. 遗传性肾病
   D. 原发性肾小球肾炎
   E. 慢性肾盂肾炎

【名师精讲】

一、急性肾损伤

（一）概述

急性肾损伤（AKI）曾称为肾衰竭（ARF），是指多种原因引起肾功能短期内迅速减退，肾小球滤过功能下降，或在原有慢性肾脏病（包括肾功能不全）基础上肾小球滤过率进一步下降的一组临床综合征。

（二）分类

1. 肾前性氮质血症　由肾血流灌注减少所致。常见病因包括：①有效血容量不足；②心排血量降低；③全身血管扩张；④肾内血流动力学改变。

2. 肾性AKI　最常见的是急性肾小管坏死（ATN）。

3. 肾后性AKI　特征是急性尿路梗阻。常见病因包括良性前列腺增生、神经源性膀胱、腹膜后纤维化、盆腔肿瘤压迫等。

二、急性肾小管坏死

（一）病因

1. 缺血 由肾前性氮质血症持续加重进展所致。

2. 外源性毒素 ①肾毒性抗微生物药物，如氨基糖苷类抗生素；②肾毒性中药，如含有关木通的制剂；③造影剂；④环孢素 A；⑤抗肿瘤药物如顺铂和重金属制剂如汞、镉和砷；⑥生物毒素，如鱼胆。

3. 内源性毒素 包括含有血红蛋白的产物、尿酸、免疫球蛋白轻链。横纹肌溶解后的肌红蛋白尿可导致 ATN，脱水和酸中毒可加重肌红蛋白尿性肾功能不全。

（二）临床表现

典型患者病程可分为三期。

1. 起始期 尚未发生明显的肾实质损伤，在此阶段是可预防的。

2. 维持期 又称少尿期，典型者为 7～14 日。肾小球滤过率保持在低水平。①非少尿型 AKI：病情大多轻，预后较好，尿量>400ml/d；②少尿型 AKI：尿量<400ml/d。无论尿量是否减少，随着肾功能减退，临床上均可出现一系列尿毒症表现。

3. 恢复期 肾小球滤过率逐渐恢复正常或接近正常范围。尿量可达 3 000～5 000ml/d 或更多。通常持续 1～3 周，继而逐渐恢复。

（三）诊断与鉴别诊断

1. 患者尿量明显减少+肾功能急剧恶化（血 Cr 每日上升≥44. 2μmol/L），应考虑 AKI 的可能。

2. 影像学检查 ①肾脏 B 超可判断肾脏大小和实质厚度；②泌尿系统 B 超、腹部 X 线片、X 线尿路造影等对判断是否存在肾后梗阻有帮助。

3. 尿液诊断指标 尿比重、尿渗透压、尿钠、肾衰指数和钠排泄分数等。

4. 肾活检　属于确诊方法。

（四）治疗

1. 起始期　①预防及治疗基础疾病，纠正全身血流动力学障碍，避免应用各种外源性或内源性肾毒性物质；②小剂量多巴胺改善肾血流量；③试用袢利尿剂。

2. 维持期

（1）营养疗法：每日热量 30~45kcal/kg 体重，蛋白质 0.6~1.2g/kg 体重。

（2）限制水、钠摄入，量出为入。

（3）纠正水、电解质紊乱，如水中毒、高钾血症、低钠血症、低钙血症和高磷血症。

（4）纠正代谢性酸中毒。

（5）控制心力衰竭。

（6）治疗贫血和出血。

（7）预防和治疗感染。

（8）透析疗法。出现下列情况者应透析治疗：①急性肺水肿；②血钾≥6.5mmol/L；③血尿素氮≥21.4mmol/L，或血肌酐≥442μmol/L；④高分解代谢状态，即血尿素氮每日升高≥8.9mmol/L 或血肌酐每日升高≥176.8μmol/L，血钾每日上升 1mmol/L 以上；⑤无尿 2 日或少尿 4 日；⑥酸中毒，pH<7.25，二氧化碳结合力<13mmol/L。

3. 恢复期　恢复过程中出现多尿，应注意维持水、电解质和酸碱平衡。

【名师助记】

肾脏 B 超：一般肾脏增大，多支持急性肾衰竭；肾脏缩小，支持慢性肾衰竭。

三、慢性肾脏病

(一) 概述

慢性肾脏病(CKD)是指肾损害或肾小球滤过率(GFR)<60ml/(min·1.73m^2)持续3个月以上;肾损害指肾出现病理改变或损害指标,如血或尿检查异常、影像学检查异常。

(二) 常见病因

1. 我国常见病因按顺序为原发性慢性肾小球肾炎、糖尿病肾病、高血压肾病等。

2. 国外以糖尿病肾病、高血压肾病更为常见。

(三) 慢性肾脏病分期

根据国际公认的K/DOQI指南,按照肾小球滤过率的水平分为5期,其中2~5期为慢性肾衰竭的不同阶段(表1-5)。

表1-5 慢性肾脏病分期(K/DOQI)

分期	特征	GFR/(ml·min^{-1}·1.73m^{-2})
1	肾损害	≥90
2	肾损害伴GFR轻度下降	60~89
3	GFR中度下降	30~59
4	GFR重度降低	15~29
5	肾衰竭	<15

(四) 肾功能恶化的诱因

出现以下因素时,可导致肾功能急骤恶化:血容量不足、饮食不当、过度劳累、各种感染、血压升高、尿路梗阻及不适当药物应用等。

（五）各系统临床表现

1. 水、电解质、酸碱平衡失调

（1）水、钠代谢紊乱：主要为水钠潴留，引起水肿、高血压。肾小管浓缩功能受损时，可有夜尿增多，排出低渗尿。当肾小球普遍严重受损时，滤过减少，出现少尿。

（2）钾：晚期肾衰竭患者多有血钾升高，尤其是少尿、代谢性酸中毒、用药不当及处于高分解状态等患者。

（3）钙、磷平衡失调：患者排磷减少致血磷升高、肾脏产生活性维生素 D_3 的功能减退，均致血钙降低。高磷、低钙血症刺激甲状旁腺激素（PTH）分泌增加，发生继发性甲状旁腺功能亢进。

（4）镁：当肾小球滤过率低于 30ml/min 时，可以出现高镁血症，有食欲缺乏、嗜睡等表现。

（5）酸碱平衡失调：肾功能减退，排出酸性物质减少，肾小管泌氢和泌 NH_4^+ 能力下降致血浆中 HCO_3^- 浓度下降出现代谢性酸中毒。当酸中毒时，体内多种酶活性受抑制，患者可有严重临床表现，出现呼吸深长、嗜睡甚至昏迷。

2. 消化系统　最早出现的症状经常是在消化系统。通常表现为食欲缺乏、恶心、呕吐等，患者口中有异味，还可有消化道出血。

3. 心血管系统　大部分患者有不同程度的高血压。在高血压、高血脂及尿毒症毒素等的综合作用，患者可有尿毒症性心肌病，出现心力衰竭、心律失常。

4. 血液系统　常有程度不等的贫血，多为正细胞正色素性贫血。

5. 神经、肌肉系统　①早期多有乏力、失眠、记忆力减退、注意力不集中等精神症状；②疾病进展可出现尿毒症性脑病和周围神经病变症状，患者可有嗜睡、抽搐、昏迷、肢体远端对称性感觉异常、不宁腿、肌无力等。

6. 肾性骨营养不良 与缺乏活性维生素 D_3、继发性甲状旁腺功能亢进等因素有关。早期依靠骨活检明确诊断。患者可有骨酸痛，甚至发生自发性骨折。

7. 呼吸系统 ①代谢性酸中毒时，呼吸深而长；②）水潴留和心力衰竭时，可有肺水肿；③尿毒症肺，胸部 X 线片可见肺门两侧对称蝴蝶状影。

8. 内分泌系统

（1）分泌激素减少：①肾脏分泌 EPO 减少，可有贫血；②活性维生素 D_3 分泌减少，可有肾性骨病；③降解和排出激素功能降低致激素蓄积，如胰岛素蓄积。

（2）甲状腺及性腺功能受损：体温偏低、怕冷、闭经、不孕等。

9. 代谢紊乱 ①蛋白质：分解大于合成，出现氮质血症和蛋白质严重缺乏；②氨基酸：必需氨基酸减少，非必需氨基酸相对升高；③脂肪：高脂血症（甘油三酯、低密度脂蛋白及极低密度脂蛋白升高）；④糖：糖耐量降低。

10. 其他 慢性肾衰竭患者多有皮肤瘙痒，面色较暗且萎黄并稍有水肿感。

（六）非透析疗法的原则和内容

1. 营养治疗

（1）足够热量摄入：每日每千克体重 30~40kcal。

（2）优质低量蛋白质摄入原则。

2. 维持水、电解质平衡，纠正酸中毒

（1）无水钠潴留及高血压者，每日盐入量不超过6g。

（2）有明显水肿、高血压者，钠摄入量限制在2～3g/d（氯化钠摄入量5～6g/d）。

（3）血钾>5.5mmol/L时，可聚磺苯乙烯（降钾树脂）口服，并积极治疗酸中毒。

3. 控制高血压和/或肾小球毛细血管内高压　可使用ACEI及ARB。如血肌酐>256μmol/L，或孤立肾、双肾动脉狭窄或老年人，ACEI及ARB可致急骤肾功能恶化，故应慎用或不用。

4. 清除体内毒性代谢产物　口服吸附剂或中药大黄。

5. 其他　贫血患者可用促红细胞生成素。

（七）肾脏替代治疗

肾脏替代治疗的明确指征：①限制蛋白质摄入不能缓解的尿毒症症状；②难以纠正的高钾血症；③难以控制的进展性代谢性酸中毒；④难以控制的水钠潴留，合并充血性心力衰竭或急性肺水肿；⑤尿毒症性心包炎；⑥尿毒症性脑病和进展性神经病变。

【仿真自测】

1. 急性肾损伤恢复期的尿量一般为

A. 2 000～3 000ml

B. 3 000～5 000ml

C. 5 000～6 000ml

D. 6 000～7 000ml

E. >7 000ml

[答案] 1. B

2. 急性肾损伤少尿期常见的致死原因是
   A. 高磷血症与低钙血症
   B. 低钠血症
   C. 低氯血症
   D. 高镁血症
   E. 高钾血症
3. 急性肾损伤合并严重高钾血症,首选的治疗措施是
   A. 血液透析
   B. 腹膜透析
   C. 单纯超滤
   D. 11.2%乳酸钠静脉注射
   E. 口服降钾树脂
4. 慢性肾功能不全恶化的常见诱因不包括
   A. 感染、发热
   B. 外伤、失血
   C. 呕吐伴腹泻
   D. 血尿酸或血钙过低
   E. 心力衰竭
5. 典型慢性肾功能不全时最常见的水、电解质紊乱是
   A. 代谢性酸中毒、低血钙、高血磷、高血钾
   B. 代谢性酸中毒、低血钙、低血磷、高血钾
   C. 代谢性酸中毒、低血钙、低血磷、高血钠
   D. 代谢性酸中毒、低血钙、低血磷、低血钠
   E. 代谢性碱中毒、低血钙、高血磷、高血钾

［答案］2. E 3. A 4. D 5. A

6. 尿毒症患者高血压最主要的原因是
   A. 肾素增多
   B. 促红细胞生成素减少
   C. 水钠潴留
   D. 血管升压素增多
   E. 交感神经兴奋
7. 尿毒症患者发生纤维性骨炎的主要原因是
   A. 尿钙排泄增多
   B. 继发性甲状旁腺功能亢进
   C. 尿磷排泄减少
   D. 营养不良和低蛋白血症
   E. 活性维生素 D_3 合成障碍
8. 慢性肾功能不全,血钾高于 6.5mmol/L 时,最佳的治疗措施是
   A. 限制钾盐的摄入
   B. 口服降钾树脂
   C. 静脉注射 10% 葡萄糖酸钙
   D. 静脉注射碳酸氢钠
   E. 血液透析或腹膜透析
9. 男,45 岁。进行性少尿 4 天。既往体健。查体:BP 160/90mmHg,心率 120 次/min,双下肢水肿。血 BUN 18.9mmol/L,SCr 655.6μmol/L。动脉血气分析:pH 7.31,PaO_2 65mmHg,$PaCO_2$ 33mmHg,BE -8.5mmol/L。急需采取的最主要治疗措施是
   A. 透析治疗
   B. 利尿治疗
   C. 降压治疗
   D. 口服泼尼松
   E. 纠正酸中毒

[答案] 6. C　7. B　8. E　9. A

第二章

运动系统

【考情分析】

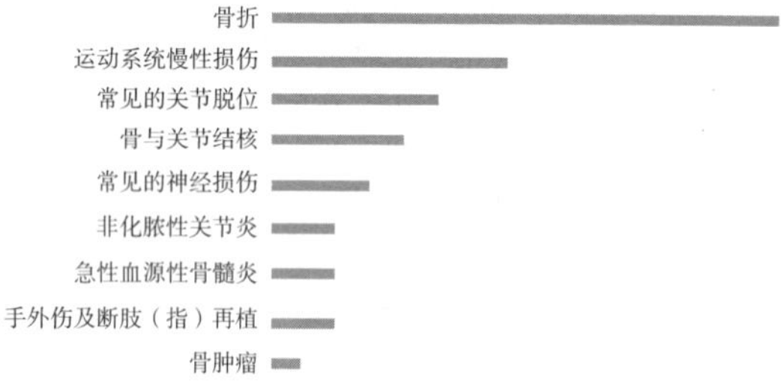

骨折
运动系统慢性损伤
常见的关节脱位
骨与关节结核
常见的神经损伤
非化脓性关节炎
急性血源性骨髓炎
手外伤及断肢（指）再植
骨肿瘤

第一节 骨折概述

【自测摸底】

骨折急救处理中不正确的是

A. 包扎伤口
B. 妥善的外固定
C. 首先抢救生命
D. 外露的骨折端立即复位
E. 迅速运往医院

【名师精讲】

一、骨折的临床表现及影像学检查

（一）临床表现

1. 全身表现

(1) 休克:主要原因是出血,特别是骨盆骨折、股骨骨折和多发性骨折多见。

(2) 发热:若出现低热,一般不超过 38℃,主要是血肿吸收所致。若出现高热,应考虑感染的可能。

2. 局部表现

(1) 一般表现:局部疼痛、肿胀和功能障碍。

(2) 特有体征:具有以下三个骨折特有体征之一者,即可诊断为骨折。

1) 畸形:主要表现为短缩、成角或旋转畸形。

2) 异常活动:无关节的部位出现不正常的活动。

3) 骨擦音或骨擦感:骨折端互相摩擦时产生。

(二) 影像学检查

1. 普通 X 线检查

(1) 一般应拍摄正、侧位片,需包括邻近一个关节在内。

(2) 对不易确定的损伤,还需拍对侧相应部位的 X 线片对比。

(3) 临床表现严重,但 X 线片未见明显骨折线者,应于伤后 2 周拍片复查。

(4) 有些部位需拍摄特殊位置 X 线片,如掌骨和跖骨应拍正位及斜位片,跟骨应拍侧位和轴位片。

2. CT 主要用于判断复杂骨折或解剖复杂部位损伤骨折破坏程度、移位状态等。

3. MRI 可较好地显示软组织、椎体、神经损伤情况,对明确脊柱骨折合并脊髓神经损伤情况、膝关节半月板及韧带损伤、关节软骨损伤有独特的优势。

【名师助记】

X 线片——主要看简单骨折。

CT——升级版 X 线片,主要看比较复杂的骨折。

MRI——主要看软组织损伤。

二、骨折的并发症

（一）早期并发症

1. 休克。

2. 脂肪栓塞综合征　由于骨折处髓腔内血肿张力过大，骨髓被破坏，脂肪滴进入破裂的静脉窦内，可引起肺、脑脂肪栓塞。临床表现为呼吸功能不全、发绀，胸部X线片有广泛性肺实变。动脉血氧分压降低可致烦躁不安、嗜睡，甚至昏迷和死亡。

3. 重要内脏器官损伤　①肝、脾破裂；②肺损伤；③膀胱、尿道损伤：骨盆骨折所致；④直肠损伤：可由骶尾骨骨折所致。

4. 重要周围组织损伤

（1）重要血管损伤：①股骨髁上骨折可损伤腘动脉；②胫骨上段骨折可损伤胫前动脉或胫后动脉；③伸直型肱骨髁上骨折可损伤肱动脉。

（2）周围神经损伤：①肱骨中下1/3交界处骨折可损伤桡神经；②腓骨颈骨折可损伤腓总神经。

（3）脊髓损伤：常见于脊柱骨折、脱位。

5. 骨筋膜室综合征

（1）定义：骨、骨间膜、肌间隔和深筋膜形成的骨筋膜室内肌肉和神经因急性缺血产生的早期综合征。

（2）常见部位：最多见于前臂和小腿。

（3）机制：骨折的血肿和组织水肿，使骨筋膜室内内容物体积增加；或包扎过紧，局部压迫使骨筋膜室容积过小，导致其内压力增高。

（4）结局：当压力达到一定程度，可使供应肌肉的小动脉关闭，形成缺血—水肿—缺血的恶性循环。

1）濒临缺血性肌挛缩：早期，及时处理可不发生或仅发生极小量肌肉坏死，不影响肢体功能。

2）缺血性肌挛缩：时间较短而程度较重的不完全缺血，恢复血供后大部分肌肉坏死，形成挛缩畸形，严重影响肢体功能。

3）坏疽:广泛、长时间的完全缺血,大量肌肉坏死,常需截肢。如大量毒素进入血液循环,可致毒血症。

（二）晚期并发症

1. 坠积性肺炎　多见于长期卧床患者,尤其是年老、体弱和伴有慢性病者。

2. 压疮　长期卧床患者的骨突部位长时间受压形成。

3. 下肢深静脉血栓形成　下肢长时间制动,静脉血回流缓慢,加之创伤所致血液高凝状态,易发生血栓形成。

4. 感染　处理不当可能发生化脓性骨髓炎。

5. 损伤性骨化(骨化性肌炎)　多见于肘关节。由于关节扭伤、脱位及关节附近的骨折,骨膜剥离形成骨膜下血肿,血肿机化并在关节附近软组织内广泛骨化,造成关节功能障碍。

6. 创伤性关节炎　关节内骨折未解剖复位,愈合后造成关节面不平整,长期磨损可引起疼痛、肿胀。

7. 关节僵硬　患肢长时间固定,关节周围组织发生纤维粘连。

8. 急性骨萎缩　损伤致关节附近的疼痛性骨质疏松,即反射性交感神经性骨营养不良。好发于手、足骨折后,表现为疼痛和血管舒缩紊乱。

9. 缺血性骨坏死　如腕舟骨骨折后近折端缺血性坏死、股骨颈骨折后股骨头缺血性坏死。

10. 缺血性肌挛缩　骨折严重并发症之一,是骨筋膜室综合征处理不当的严重后果。典型畸形是爪形手或爪形足。

【名师助记】

骨折并发症:早5晚10。

三、骨折愈合分期及临床愈合标准

（一）骨折愈合分期

1. 一期愈合　骨折复位和固定后,骨折断端可通过骨单位重建直接发生连接，X 线片上无明显外骨痂形成，而骨折线逐渐消失。

2. 二期愈合 膜内化骨与软骨内化骨两种成骨方式的结合，有骨痂形成。通常将其分为三个阶段。

（1）血肿炎症机化期：骨折导致骨髓腔、骨膜下和周围组织血管破裂出血，在骨折断端及其周围形成血肿。一般在伤后 6~8 小时。

（2）原始骨痂形成期：骨内、外膜增生，新生血管长入，成骨细胞大量增生，合成并分泌骨基质，使骨折端附近内、外形成的骨样组织逐渐骨化。成人一般需 3~6 个月。X 线片上可见骨折处有梭形骨痂阴影，但骨折线仍隐约可见。

（3）骨痂改造塑形期：原始骨痂被板层骨所替代，使骨折部位形成坚强的骨性连接，这一过程需 1~2 年。骨髓腔重新沟通，恢复正常骨结构。在组织学和放射学上不留痕迹。

（二）骨折临床愈合标准

1. 局部无压痛及纵向叩击痛。

2. 局部无异常活动。

3. X 线片显示骨折处有连续性骨痂，骨折线已模糊。

四、骨折的治疗

（一）治疗原则

三大原则——复位、固定、康复治疗。

1. 复位 将移位的骨折段恢复正常或近乎正常的解剖关系，是治疗骨折的首要步骤。

2. 固定 将骨折维持于复位后的位置，待其牢固愈合，是骨折愈合的关键。

3. 康复治疗 尽快恢复患肢肌、肌腱、韧带、关节囊等软组织的舒缩活动。消除肿胀，减少肌萎缩，恢复肌肉力量，防止发生骨质疏松、软组织粘连、关节僵硬等并发症,促进骨折愈合,是恢复患肢功能的重要保证。

(二) 常用复位和固定方法

1. 复位方法

(1) 手法复位:优点是创伤小,不破坏骨折部位的血液供应;缺点是不易达到骨折解剖复位。

(2) 切开复位(手术):优点是能使骨折达到解剖复位;缺点是减少骨折部位的血液供应,可引起骨折延迟愈合或不愈合,增加软组织损伤,降低局部抵抗力,易发生感染。

2. 固定方法

(1) 外固定:如小夹板、石膏绷带、外固定支具等。

(2) 内固定:如接骨钢板、螺丝钉、可吸收螺丝钉、髓内钉或带锁髓内钉等。

(三) 复位标准

1. 解剖复位　通过复位,恢复正常的解剖关系,对位、对线完全良好。

2. 功能复位

(1) 旋转移位、分离移位:必须完全矫正。

(2) 缩短移位:在成人下肢骨折不超过 1cm;儿童无骨骺损伤者下肢短缩不超过 2cm。

(3) 成角移位:必须完全矫正;肱骨干稍有畸形对功能影响不大。

(4) 长骨干横形骨折:骨折端对位至少达 1/3,干骺端骨折至少应对位 3/4。

(四) 急救处理

骨折的急救及急救固定的目的如下:

1. 骨折急救的目的　①抢救休克;②包扎伤口;③妥善固定;④迅速转运。

2. 骨折急救固定的目的　①避免骨折端在搬运过程中对周围重要组织,如血管、神经、内脏等的损伤;②减少骨折端的活动,减轻患者疼痛;③便于运送。

（五）开放性骨折的处理

1. 清创时间 越早越好。伤后6~8小时内清创，绝大多数能一期愈合。

2. 清创要点

（1）清理创口：将污染创口变为清洁创口。

1）清洗：无菌刷和肥皂液刷洗患肢2~3次，包括创口上、下关节，之后用无菌生理盐水冲洗。

2）清理异物和失活组织：切除创缘失活皮肤1~2mm，由浅至深彻底清除异物和失活组织。①肌腱、神经和血管：在尽量切除污染部分的情况下，保留组织的完整性，以便修复；②关节韧带和关节囊：尽量保留，有利于关节的稳定和功能恢复，但严重挫伤时应予切除；③骨外膜：尽量保留，可以促进骨愈合。

3）骨折端的处理：彻底清理干净的同时尽量保持骨的完整性。粉碎性骨折骨片的处理：①游离小骨片去除；②与周围组织尚有联系的小骨片保留并予复位；③大块骨片即使已完全游离也不能摘除，以免造成骨缺损而导致骨不连接，可用0.1%活力碘浸泡5分钟，然后用生理盐水冲洗，重新放回原骨折处。

（2）固定及组织修复

1）骨折固定：以最简单、快捷为宜。开放性骨折、清创时间超过伤后6~8小时者，不宜内固定，否则易导致感染。

2）重要软组织修复：清创时修复肌腱、神经、血管。

3）创口引流：引流管置于创口内最深处，从正常皮肤处穿出体外，并接负压引流瓶，24~48小时后拔除。

（3）闭合创口：完全闭合创口，争取一期愈合，是将开放性骨折转化为闭合性骨折的关键。常用方法：①直接缝合；②减张缝合和植皮术；③延迟闭合；④皮瓣移植。

【仿真自测】

1. 骨折 X 线检查的重要意义是
   A. 了解骨折的发生机制
   B. 明确骨折的诊断
   C. 判断骨折的预后
   D. 了解组织的损伤情况
   E. 了解骨质密度
2. 骨折的急救不包括
   A. 一般处理　B. 创口包扎
   C. 妥善固定　D. 迅速运输
   E. 开放骨折复位
3. 骨折的治疗原则是
   A. 复位、固定、康复治疗
   B. 迅速运送
   C. 积极手术
   D. 正确搬运
   E. 创口包扎
4. 以下各项中最能代表骨折全身表现的是
   A. 休克　B. 肿胀　C. 疼痛
   D. 畸形　E. 瘀斑
5. 属于骨折早期并发症的是
   A. 关节僵硬　B. 脂肪栓塞
   C. 损伤性骨化　D. 创伤性关节炎
   E. 急性骨萎缩
6. 骨折的晚期并发症是
   A. 脂肪栓塞　B. 休克　C. 出血
   D. 内脏损伤　E. 骨化性肌炎

[答案] 1. B　2. E　3. A　4. A　5. B　6. E

7. 下列最容易合并休克的骨折是
   A. 第二跖骨骨折 B. 胫骨和腓骨骨折
   C. 股骨骨折 D. 尺骨和桡骨骨折
   E. 肱骨骨折
8. 儿童下肢骨折复位要求肢体短缩不能超过
   A. 2cm B. 3cm C. 4cm D. 5cm E. 6cm
9. 原始骨痂形成需要多长时间
   A. 1 周左右 B. 2~3 周
   C. 3~6 个月 D. 9~10 周
   E. 11~12 周
10. 男,18 岁。右肘部摔伤 2 天。右肘关节肿胀,压痛明显,活动受限,内上髁处有骨擦感。对诊断有意义的首选检查是
   A. 核素骨扫描 B. X 线片 C. B 超
   D. CT E. MRI
11. 男,40 岁。因外伤性股骨干骨折入院。入院次日突然出现呼吸困难,继发昏迷,皮下出血。查体:BP 80/60mmHg。其诊断最可能是
   A. 继发感染
   B. 大血管破裂
   C. 脂肪栓塞
   D. 骨筋膜室综合征
   E. 骨折断端严重再移位
12. 下列有关骨折临床愈合标准的叙述错误的是
   A. 局部无压痛及纵向叩击痛
   B. 伤肢已具备规定的初步功能
   C. X 线片示骨折线消失
   D. 局部无异常活动
   E. 连续功能锻炼 2 周骨折处无变形

[答案] 7. C 8. A 9. C 10. B 11. C 12. C

13. 下列属于不稳定性骨折的是
A. 横形骨折　　B. 斜形骨折
C. 裂缝骨折　　D. 青枝骨折
E. 压缩骨折

14. 根据骨折是否与外界相通可把骨折分为
A. 外伤性骨折和不稳定性骨折
B. 压缩骨折和横行骨折
C. 稳定性骨折和不稳定性骨折
D. 完全性骨折和不完全性骨折
E. 开放性骨折和闭合性骨折

15. 患者因车祸造成耻骨骨折并刺破膀胱,骨折分类应属于
A. 闭合性骨折　B. 开放性骨折　C. 裂缝骨折
D. 压缩骨折　E. 青枝骨折

第二节　上肢骨折

【自测摸底】

1. 男孩,4 岁。1 小时前摔倒后右肩部疼痛。查体:头向右侧偏斜,右肩下沉,右侧上肢活动障碍,Dugas 征阴性。对该患儿最可能的诊断是
A. 锁骨骨折　　B. 正中神经损伤
C. 桡骨头半脱位　　D. 肘关节脱位
E. 肩关节脱位

2. 肱骨干中下 1/3 段后外侧有
A. 尺神经　B. 桡神经　C. 臂丛神经
D. 肌皮神经　E. 腋神经

[答案] 13. B　14. E　15. B

【名师精讲】

一、锁骨骨折

（一）临床表现及诊断

1. 临床表现

（1）局部有肿胀、畸形、瘀斑和疼痛。

（2）患肩下沉，患者常用健侧手托患肢肘部，同时头部向患侧偏斜。

（3）可摸到移位的骨折端，有局限性压痛和骨擦感。

2. 诊断

（1）病史+临床表现+X线片即可明确。

（2）上胸部正位X线片是不可缺少的检查方法。

（二）治疗

1. 儿童青枝骨折及成人无移位骨折　三角巾悬吊患肢3~6周即可。

2. 有移位的中段骨折　手法复位，横“8”字绷带固定。固定术后1周、2周需复查固定情况并拍片。

3. 手术切开复位内固定　指征：①患者不能忍受“8”字绷带固定的痛苦；②复位后再移位，影响外观；③合并神经、血管损伤；④开放性骨折；⑤陈旧骨折不愈合；⑥锁骨外端骨折，合并喙锁韧带断裂。

二、肱骨近端骨折

（一）解剖概要

1. 肱骨近端包括肱骨大结节、小结节和肱骨外科颈三个重要的解剖部位。

2. 肱骨外科颈为肱骨大结节、小结节移行为肱骨干的交界部位，该部位是松质骨和密质骨的交接处，易发生骨折。

（二）诊断

病史、X线和CT检查（包括CT三维重建）可作出明确诊断。

（三）分型

1. 一部分骨折 无移位或轻微移位骨折，稳定。

2. 两部分骨折 仅1个部位发生骨折或移位。

3. 三部分骨折 2个部位骨折且移位。

4. 四部分骨折 4个部位都发生骨折移位，形成4个分离的骨块。

（四）治疗

肱骨近端骨折可根据骨折类型、移位程度等采用非手术治疗和切开复位固定等手术治疗。

1. 非手术治疗

（1）无移位的肱骨近端骨折或者轻度移位的两部分骨折，上肢三角巾悬吊3~4周。

（2）复查X线片示有骨折愈合迹象后，可逐步行肩部功能锻炼。

2. 手术治疗

（1）两部分以上的骨折，切开复位，钢板内固定

（2）特别复杂的老年人四部分骨折，也可选择人工肱骨头置换术。

三、肱骨干骨折

（一）临床表现

1. 症状 上臂疼痛、肿胀、畸形、皮下瘀斑，上肢活动障碍。

2. 体征 可出现假关节活动、骨擦感、骨传导音减弱或消失。

3. 影像学表现 X线片可确定骨折的类型、移位方向。

（二）治疗

1. 手法复位 选择小夹板或石膏固定。

2. 切开复位内固定 指征：①反复手法复位失

败；②影响功能的畸形愈合；③陈旧骨折不愈合；④合并神经、血管损伤；⑤同一肢体多发骨折；⑥骨折端有分离移位或有软组织嵌入；⑦8~12 小时以内的污染不重的开放性骨折。

3. 康复治疗

（1）早期进行康复治疗。

（2）复位后抬高患肢，主动练习手指屈伸活动。

（3）2~3 周后，开始主动做腕肘屈伸活动和肩关节外展、内收活动。

（4）6~8 周后加大活动量，并做肩关节旋转活动。

四、肱骨髁上骨折

（一）解剖

肱骨髁上骨折是指肱骨干与肱骨髁交界处发生的骨折。肱骨干轴线与肱骨髁轴线之间有 30°~50°的前倾角，这是容易发生肱骨髁上骨折的解剖因素。

（二）分型

肱骨髁上骨折多发生于 10 岁以下儿童。根据暴力的不同和骨折移位的方向，可分为屈曲型和伸直型，其中伸直型占 97%。

（三）临床表现

1. 伸直型

（1）儿童有手着地受伤史，肘部出现疼痛、肿胀、皮下瘀斑，肘部向后突出并处于半屈位。

（2）局部明显压痛，有骨擦音及假关节活动，肘前方可扪及骨折断端，肘后三角关系正常。通常是近折端向前下移位，远折端向上移位。

2. 屈曲型

（1）局部肿胀、疼痛，肘后凸起，皮下瘀斑。

（2）肘上方压痛，后方可扪及骨折端。X 线片可见典型骨折移位，即近折端向后下移位，远折端向前移位，骨折线呈由前上斜向后下的斜形骨折。

3. 并发症（伸直型）

（1）血管损伤：压迫或刺破肱动脉，加上损伤后局部肿胀严重，导致前臂骨筋膜室综合征，晚期可导致缺血性肌挛缩。

（2）神经损伤：如桡神经损伤、尺神经损伤、正中神经损伤。

（四）治疗

1. 手法复位外固定　适用于受伤时间短、局部肿胀轻、无血液循环障碍者。

（1）复位后X线片证实骨痂形成，骨折端稳定，可拆除石膏，进行功能锻炼。

（2）伤后出现骨折部严重肿胀时，不能立即手法复位，须待肿胀消退后进行复位。

2. 手术治疗　指征：①手法复位失败；②开放性骨折；③有神经、血管损伤。

3. 康复治疗

（1）抬高患肢，早期进行手指及腕关节屈伸活动，有利于减轻水肿。

（2）骨折稳定后可进行肘关节屈伸活动。

五、桡骨远端骨折

（一）分型及临床表现

1. 伸直型骨折（Colles 骨折）

（1）手掌着地、前臂旋前时受伤，侧面看呈“银叉样”畸形，正面看呈“枪刺样”畸形。

（2）骨折远端向桡、背侧移位，近端向掌侧移位。

2. 屈曲型骨折（Smith 骨折）

（1）手背着地受伤引起。较伸直型骨折少见。

（2）近折端向背侧移位，远折端向掌侧、桡侧移位。

3. 桡骨远端关节面骨折伴腕关节脱位（Barton 骨折）

（1）桡骨远端骨折的特殊类型。

（2）发生机制、临床表现与 Colles 骨折相似。

（二）治疗

1. 手法复位外固定　为主要治疗措施，部分需要手术治疗。

2. 手术治疗　指征：①严重粉碎骨折，移位明显，桡骨下端关节面破坏；②手法复位失败，或复位成功但外固定不能维持复位。

【仿真自测】

1. 1 岁儿童锁骨青枝骨折，最适宜的治疗方法是
   A. "8"字绷带固定
   B. 三角巾悬吊
   C. 锁骨带固定
   D. 手术钢板固定
   E. 外固定架固定
2. 男，40 岁。不慎跌倒摔伤右肩，头向右倾，以左手托右肘部来诊。查体：右肩下沉，右上肢功能障碍，胸骨柄至右肩峰连线中点隆起，并有压痛。患者可能的诊断是
   A. 肩关节脱位
   B. 锁骨骨折
   C. 肱骨外科颈骨折
   D. 肩胛骨骨折
   E. 肱骨解剖颈骨折

［答案］1. B　2. B

3. 肱骨外科颈骨折的部位是
   A. 肱骨大、小结节移行为肱骨干的交界处
   B. 肱骨大、小结节交界处
   C. 肱骨头周围的环形沟
   D. 肱骨头与肱骨干的交界处
   E. 肱骨上端干骺端处
4. 肱骨干骨折损伤桡神经后不会出现
   A. 垂腕
   B. 虎口区感觉消失
   C. 垂指
   D. 不能屈肘
   E. 前臂旋后障碍
5. 伸直型肱骨髁上骨折多见于
   A. 儿童
   B. 老年男性
   C. 老年女性
   D. 中年女性
   E. 中年男性
6. 屈曲型肱骨髁上骨折的特点是
   A. 肘后三角异常改变
   B. 骨折线由前下斜向后上
   C. 骨折线由前上斜向后下
   D. 常伴有正中神经损伤
   E. 患肘向前突出呈后伸位

[答案] 3. A　4. D　5. A　6. C

7. 男孩,6 岁。左肘摔伤急诊就医。小夹板外固定后,前臂高度肿胀,手部青白发凉,麻木无力,经 X 线检查诊断为左肱骨髁上骨折。若不及时处理,其最可能的后果是
   A. 感染
   B. 缺血性骨坏死
   C. 骨化性肌炎
   D. 关节僵硬
   E. 缺血性肌挛缩
8. 伸直型桡骨下端骨折的畸形是
   A. 尺偏　　B. 银叉样
   C. 垂腕　　D. 爪形
   E. 僵硬
9. 呈现“银叉样”畸形的骨折是
   A. 尺骨上端骨折
   B. 尺骨下端骨折
   C. 桡骨下端骨折
   D. 桡骨上端骨折
   E. 肱骨髁上骨折
10. 男,65 岁。摔倒时左手背部着地,左腕部肿胀、疼痛。X 线片显示桡骨远端向掌侧、桡侧移位。首先考虑的诊断是
   A. Colles 骨折
   B. Chance 骨折
   C. Smith 骨折
   D. Jefferson 骨折
   E. Barton 骨折

[答案] 7. E　8. B　9. C　10. C

第三节 下肢骨折

【自测摸底】

1. 成人股骨头最主要的血供来源是
   A. 干骺端上侧动脉
   B. 股骨干滋养动脉升支
   C. 骺后外侧动脉
   D. 圆韧带内的小凹动脉
   E. 干骺端下侧动脉
2. 某老年人跌倒后，右髋疼痛，步行到医院。X线片示外展型嵌插型股骨颈骨折。正确的治疗方法是
   A. 持续皮牵引固定6~8周
   B. 皮牵引6~8周后，三刃钉内固定
   C. 立即手术行三刃钉内固定
   D. 髋“人”字石膏固定
   E. 夹板固定

【名师精讲】

一、股骨颈骨折

（一）解剖

1. 颈干角　股骨颈的长轴线与股骨干纵轴线之间的夹角，平均为127°。

2. 前倾角　股骨颈有向前的12°~15°角。在复位及人工关节置换时应注意此角的存在。

3. 成人股骨头的血液供应

（1）股骨头圆韧带内的小凹动脉，提供股骨头凹部的血液循环。

（2）股骨干滋养动脉升支，沿股骨颈进入股骨头。

（3）旋股内、外侧动脉的分支，是股骨头、颈的重

要营养动脉。旋股内侧动脉发自股深动脉,又分为骺外侧动脉、干骺端上侧动脉和干骺端下侧动脉。骺外侧动脉供应股骨头2/3~4/5区域的血液循环,是股骨头最主要的供血来源。

(4) 旋股内侧动脉损伤是导致股骨头缺血坏死的主要原因。

4. Bryant三角 在平卧位,由髂前上棘向水平画垂线,再由大转子与髂前上棘的垂线画水平线,构成Bryant三角。股骨颈骨折时Bryant三角底边较健侧缩短。

5. Nelaton线 侧卧并屈髋,由髂前上棘与坐骨结节之间画线,为Nelaton线。

(二)临床表现及诊断

1. 临床表现

(1) 中老年人,有摔倒受伤史,伤后感髋部疼痛,下肢活动受限,多数不能站立和行走。

(2) 患肢出现外旋畸形,一般在45°~60°之间。

(3) 髋部肿胀,可见瘀斑,有压痛、下肢轴向叩击痛。

(4) 患肢缩短,患侧Bryant三角底边较健侧缩短,股骨大转子上移在Nelaton线之上。

2. 诊断 依据病史、临床表现、影像学检查。

(三)治疗

1. 非手术治疗 年龄过大,全身状况差或合并有严重心、肺、肾、肝等功能障碍,不能耐受手术者,应以挽救生命、治疗并发症为主。骨折可予下肢皮牵引或胫骨结节骨牵引治疗,同时嘱患者进行股四头肌及踝骨活动,预防静脉血栓。

2. 手术治疗 为主要治疗方法。

(1) 闭合复位内固定术:首选手术方法。

（2）切开复位内固定术：适于手法复位失败或固定不可靠，或青壮年陈旧骨折不愈合者。

（3）人工关节置换术：对于全身状况尚好，Garden Ⅲ、Ⅳ型股骨颈骨折的老年患者，选择全髋关节置换术；对于全身状况差、并发症多、预期寿命短者，选择半髋关节置换术。

【名师助记】

1. 股骨头、股骨颈的重要营养动脉是旋股内侧动脉的分支，故旋股内侧动脉损伤是导致股骨头缺血坏死的主要原因。

2. Pauwels 角的分类　①内收骨折：记忆："内收大 5 抽"；②外展骨折：记忆："外展小 3 稳"。

二、股骨转子间骨折

（一）临床表现及诊断

1. 症状　转子区疼痛、肿胀、瘀斑，下肢不能活动。

2. 体征　下肢缩短、外旋畸形明显，可达 90°，有轴向叩击痛。

3. 辅助检查　X 线片可明确骨折的类型及移位情况。

（二）治疗

1. 非手术治疗　常需较长时间卧床，并发症多，死亡率高，近几年多主张早期手术治疗。

2. 手术治疗　手术目的是尽可能达到解剖复位，恢复股骨矩的连续性，矫正髋内翻畸形，坚强内固定。

三、胫腓骨骨折

（一）解剖概要及并发症

1. 解剖概要

（1）胫骨中上段的横切面呈三棱形，至中下 1/3

交界处变为四方形,两者移行交界处骨的形态转变,是骨折的好发部位。

(2) 胫骨的营养血管从胫骨上中 1/3 交界处入骨内,在中下 1/3 处的骨折损伤营养动脉,供应下 1/3 的血液明显减少,因此,胫骨下 1/3 骨折愈合较慢,容易发生骨折延迟愈合或不愈合。

(3) 胫骨上、下端关节面相互平行,若骨折对位、对线不良,使关节面失去平行,改变了关节面的受力面,易发生创伤性关节炎。

2. 并发症

(1) 骨筋膜室综合征:骨折后骨髓腔出血或肌肉损伤出血,筋膜室内压力增加。

(2) 腓总神经损伤:腓骨颈有移位的骨折可引起腓总神经损伤。

(二) 治疗

胫腓骨骨干骨折的治疗目的是矫正成角、旋转畸形,恢复胫骨上、下关节面的平行关系,恢复肢体长度。

1. 无移位的胫腓骨干骨折　石膏固定。

2. 有移位的横形或短斜形骨折　手法复位,石膏固定。

3. 不稳定的胫腓骨干双骨折　微创或切开复位,钢板或髓内针固定。

4. 软组织损伤严重的开放性胫腓骨干双骨折　彻底清创后,髓内针或外固定架固定,同时可做局部皮瓣移植术。

四、踝部骨折

(一) 解剖概要

1. 踝关节　由胫骨远端、腓骨远端和距骨体构成。

（1）内踝：胫骨远端内侧突出部分。

（2）外踝：腓骨远端突出部分。

（3）后踝：胫骨后缘呈唇状突起。

2. 踝关节在跖屈位容易发生损伤的解剖因素

（1）外踝与内踝不在同一冠状面上，较内踝略偏后，外踝远端较内踝远端低 1cm，偏后 1cm。

（2）由内踝、外踝和胫骨下端关节面构成踝穴，包容距骨体。

（3）距骨体前方较宽，后方略窄，使踝关节背屈时，距骨体与踝穴适应性好，踝关节较稳定。

（4）在跖屈时，距骨体与踝穴的间隙增大，因而活动度增大，使踝关节相对不稳定。

3. 踝关节易发生退变性关节炎的主要原因

（1）与踝穴共同构成关节的距骨滑车，其关节面约有 2/3 与胫骨下端关节面接触，是人体负重的主要关节之一。

（2）在负重中期，关节面承受的压力约为体重的 2 倍；在负重后期则可达 5 倍。

（二）临床表现及诊断

1. 临床表现

（1）踝部肿胀明显，有瘀斑，内翻或外翻畸形，活动障碍。

（2）查体可在骨折处扪及局限性压痛。

2. 诊断　踝关节正、侧位 X 线片可明确骨折的部位、类型、移位方向。

（三）治疗

治疗原则：恢复踝关节的结构及稳定性。

1. 无移位和无下胫腓联合分离的单纯内踝或外踝骨折　在踝关节内翻或外翻位石膏固定 6~8 周。

2. 有移位的内踝或外踝单纯骨折　应切开复位，

松质骨螺钉内固定。

3. 下胫腓联合分离 首先复位、固定骨折，使下胫腓联合复位。为防止术后不稳定，在固定骨折、进行韧带修复的同时，进行下胫腓联合固定，石膏固定4~6周。螺钉应于术后10~12周下地部分负重前取出。

五、踝部扭伤

（一）解剖概要

1. 内侧副韧带（三角韧带） 踝关节最坚强的韧带。主要功能是防止踝关节外翻。损伤后将出现踝关节侧方不稳定。

2. 外侧副韧带 踝部最薄弱的韧带。损伤后将出现踝关节各方向不稳定。

3. 下胫腓韧带 有2条，加深踝穴的前、后方，稳定踝关节。

（二）临床表现

1. 症状 伤后出现疼痛、肿胀、皮下瘀斑，活动踝关节疼痛加重。

2. 体征 伤处有局限性压痛点；踝关节跖屈位加压，使足内翻或外翻时疼痛加重。

3. X线片

（1）加压情况下的极度内翻位，可发现外侧关节间隙显著增宽。

（2）踝关节正、侧位片可发现撕脱骨折。

（三）治疗

1. 急性扭伤应立即冷敷，48小时后可局部理疗。

2. 韧带部分损伤或松弛者，踝关节背屈90°位，极度内、外翻位，用石膏或宽胶布、绷带固定2~3周。

3. 韧带完全断裂合并踝关节不稳定者，或有小的撕脱骨折片，用石膏固定4~6周。

4. 反复损伤致韧带松弛、踝关节不稳定者，采用自体肌腱转移或异体肌腱移植修复、重建踝稳定性，以保护踝关节。保守治疗无效，可行关节融合术或关节置换术治疗。

【仿真自测】

1. 股骨颈头下型骨折最易并发
   A. 缺血性骨坏死　B. 创伤性骨化
   C. 创伤性关节炎　D. 坐骨神经损伤
   E. 关节僵硬
2. 稳定型股骨颈骨折是
   A. 头下骨折　B. 基底骨折　C. 经颈骨折
   D. 内收骨折　E. 外展骨折
3. 女，65岁。不慎摔倒，左髋部着地，当即左髋剧痛，不能站立，急诊来院。检查见左下肢缩短、外旋畸形。其最可能的诊断是
   A. 左髋关节前脱位　B. 左髋关节后脱位
   C. 左髋关节中心脱位　D. 左股骨颈骨折
   E. 左股骨干骨折
4. 股骨头的主要血液供应来源是
   A. 旋股内侧动脉的分支
   B. 闭孔动脉
   C. 股骨干的滋养动脉升支
   D. 圆韧带内的小凹动脉
   E. 阴部内、外动脉
5. 胫骨中下1/3交界处易骨折，其主要原因是
   A. 此处胫骨形状有棱角
   B. 此处易受直接或间接暴力
   C. 此处位于皮下，软组织少
   D. 此处负重较大
   E. 此处是骨的形态转变移行处

［答案］1. A　2. E　3. D　4. A　5. E

6. 男,40 岁。胫骨中 1/3 骨折,最容易发生的并发症是
   A. 腘动、静脉受压　　B. 骨筋膜室综合征
   C. 腓总神经损伤　　D. 膝关节僵硬
   E. 骨折延迟愈合
7. 男,42 岁。因车祸右小腿受伤,经拍 X 线片,诊断为右胫骨中下 1/3 交界处斜行骨折。其易发生的并发症是
   A. 骨筋膜室综合征　　B. 脂肪栓塞
   C. 延迟愈合或不愈合　　D. 血管损伤
   E. 神经损伤
8. 股骨颈骨折的体征不包括
   A. 患髋轴向叩痛　　B. 患肢短缩
   C. 大转子突出　　D. 患肢常有外旋畸形
   E. Bryant 三角底边延长
9. 男,24 岁。因车祸致开放性胫腓骨骨折,4 小时后入院,急诊手术。手术的重点在于
   A. 胫骨骨折的复位和内固定
   B. 腓骨骨折的复位和内固定
   C. 骨牵引,待伤口二期愈合
   D. 胫腓骨骨折的复位和内固定
   E. 彻底清创,确保伤口一期愈合
10. 一臀位娩出的婴儿,生后发现左大腿肿胀、缩短畸形,并有异常活动。为确定诊断,首选的检查是
   A. X 线片　　B. 出凝血时间
   C. 血常规　　D. CT
   E. MRI

[答案] 6. B　7. C　8. E　9. E　10. A

11. 踝关节韧带中最薄弱的是
    A. 内侧副韧带　　B. 外侧副韧带
    C. 下胫腓韧带　　D. 交叉韧带
    E. 十字韧带

12. 易发生踝关节骨折的体位是
    A. 踝关节背伸位　　B. 踝关节内翻位
    C. 踝关节跖屈位　　D. 踝关节外翻位
    E. 踝关节外展位

13. 男,28 岁,足球运动员。比赛中损伤踝关节。X 线片示内踝骨折,无明显移位。该患者首选的的治疗措施为
    A. 切开复位,松质骨螺钉内固定
    B. 在踝关节内翻位石膏固定 6~8 周
    C. 在踝关节外翻位石膏固定 6~8 周
    D. 胫腓联合的仿生固定,石膏固定 4~6 周
    E. 手法复位,穿防旋鞋

(14~15 题共用题干)

老年男性,不慎摔倒,右髋部先着地,伤后感到髋部疼痛,不能行走,检查发现右下肢外旋畸形明显,可达 90°,肢体短缩。

14. 对该患者最可能的诊断是
    A. 股骨干骨折　　B. 股骨转子间骨折
    C. 股骨颈骨折　　D. 髋关节脱位
    E. 髋臼骨折

15. 目前常选的治疗措施是
    A. 卧床休息,等待自然愈合
    B. 皮牵引治疗　　C. 手术治疗
    D. 骨牵引治疗　　E. 支具治疗

[答案] 11. B　12. C　13. B　14. B　15. C

第四节 脊柱、脊髓损伤和骨盆骨折

【自测摸底】

高处坠落致脊髓损伤的患者,来院后所做的下列检查中,最能准确确定脊髓损伤平面的是

A. 检查感觉平面

B. 检查肢体的运动

C. 检查肢体的温度

D. MRI 检查

E. X 线片

【名师精讲】

一、脊柱骨折

（一）临床表现

1. 外伤史 有严重外伤史,如交通事故、高空坠落、重物撞击腰背部、塌方事件等。

2. 主要症状 ①局部疼痛;②站立及翻身困难;③腹膜后血肿刺激腹腔神经节,使肠蠕动减慢,常出现腹痛、腹胀甚至肠麻痹症状;④瘫痪,双下肢感觉、运动障碍。

3. 并发症 注意是否合并有颅脑、胸、腹和盆腔脏器损伤。

4. 体征

（1）体位:能否站立行走,是否为强迫体位。

（2）畸形:胸腰段脊柱骨折可有后凸畸形。

（3）压痛:从上至下逐个按压或叩击棘突,如发现位于中线部位的局部肿胀和明显的局部压痛,提示后柱已有损伤。

（4）感觉：检查躯干和四肢的痛觉、触觉、温度觉，并注明“正常、减退、消失或过敏”。检查会阴部感觉。

（5）肌力：分为6级，即0~5级。

（6）反射：肱二、三头肌腱反射，膝、踝反射，病理反射，肛门反射和球海绵体反射。

（二）影像学检查

1. X线片　首选。
2. CT　可显示椎体骨折情况。
3. MRI　疑有脊髓损伤者应做。

（三）诊断

外伤病史+查体+影像学检查。

（四）急救搬运方法

1. 正确采用担架、木板或门板运送。先使伤员双下肢伸直，担架放在伤员一侧，搬运人员用手将伤员平托至担架上；或采用滚动法，使伤员保持平直状态，成一整体滚动至担架上。
2. 无论采用何种搬运方法，都应该注意保持伤员颈部固定，以免加重颈髓损伤。

（五）治疗

1. 有严重多发伤者优先抢救生命。
2. 有骨折及脱位应尽快复位固定。
3. 有脊髓压迫者及早手术解除压迫，把保证脊髓功能恢复作为首要问题。
4. 积极防治并发症。

二、骨盆骨折

（一）临床表现

1. 外伤史　多有强大暴力外伤史，如车祸、高空坠落等。
2. 症状　因有严重多发伤，常见血压低、休克等。
3. 主要体征　①骨盆挤压和分离试验阳性；②肢体长度不对称；③会阴部瘀斑是耻骨和坐骨骨折的特

有体征。

4. 辅助检查 X线片、CT可确诊。

（二）常见并发症

1. 腹膜后血肿 骨盆各骨主要为松质骨，邻近又有许多动脉、静脉丛，血液供应丰富。骨折可引起广泛出血。巨大血肿沿腹膜后疏松结缔组织间隙蔓延至肠系膜根部、肾区与膈下，还可向前至侧腹壁。如为腹膜后主要大动脉、大静脉断裂，可迅速致死。

2. 盆腔内脏器损伤 包括膀胱、后尿道与直肠损伤或阴道壁撕裂，尿道损伤远比膀胱损伤多见。耻骨支骨折移位容易引起尿道损伤、会阴部撕裂。

3. 神经损伤 常为腰骶神经丛、坐骨神经损伤。

4. 脂肪栓塞与静脉栓塞 盆腔内静脉丛破裂可引起脂肪栓塞。发生率高达35%～50%，有症状性肺栓塞率为2%～10%，致死率为0.5%～2%。

【仿真自测】

1. 骨盆骨折的并发症不包括
   A. 坐骨神经损伤 B. 腹膜后血肿
   C. 直肠损伤 D. 脊髓损伤
   E. 尿道损伤

2. 男，52岁。井下作业时因巷道塌方砸伤腹部。查体：P 120次/min，BP 80/50mmHg。颜面苍白，腹部明显压痛，耻骨联合处压痛，挤压试验阳性。腹腔穿刺抽出约15ml血性液体。首先应考虑骨盆骨折合并的损伤是
   A. 尿道损伤 B. 腹膜后血肿
   C. 膀胱损伤 D. 肝、脾破裂
   E. 直肠损伤

［答案］1. D 2. B

(3~5 题共用题干)
男,45 岁。从高处跳下,双下肢顿时感到无力。

3. 正确的急救运送方法是
   A. 双人搀扶,让患者走
   B. 一人抬头,一人抬脚运送
   C. 一人抱着运送
   D. 一人背着运送
   E. 躺在木板床上运送
4. 在急诊室首先做的影像学检查是
   A. MRI　　B. B 超
   C. 核素骨扫描　　D. X 线片
   E. CT
5. 如果检查显示第 12 胸椎压缩骨折超过 1/5,并有骨块进入椎管,应采取的治疗措施是
   A. 牵引
   B. 早期背伸锻炼
   C. 双桌法过伸复位
   D. 仰卧硬板床,背部垫高
   E. 及早手术解除脊髓压迫

第五节　关节脱位与损伤

【自测摸底】

1. 对交叉韧带损伤诊断有意义的是
   A. 直腿抬高试验　　B. 拾物试验
   C. Mills 征　　D. Hoffmann 征
   E. 抽屉试验

[答案] 3. E　4. D　5. E

2. 前交叉韧带断裂的治疗是
A. 切开修补　　B. 关节镜重建
C. 石膏托外固定　　D. 理疗
E. 不用处理

【名师精讲】

一、肩关节脱位

（一）临床表现及诊断

1. 病史　有上肢外展外旋或后伸手掌着地外伤病史。

2. 症状　患肩疼痛、肿胀，不敢活动。特殊姿势：以健手托住患侧前臂，头部向患侧倾斜。

3. 查体　①方肩畸形。②Dugas 征阳性，即将患侧肘紧贴胸壁，手掌搭不到健侧肩部；或手掌搭健侧肩部时，肘部无法贴近胸壁。

4. 并发症　肩关节前脱位可合并神经、血管损伤。

5. 辅助检查　X 线片。

（二）治疗

1. 手法复位　局部麻醉，Hippocrates 法（足蹬法）复位。

2. 固定　三角巾悬吊上肢固定 3 周；合并大结节骨折者应固定 4~6 周。

3. 康复治疗　固定期间活动腕部与手指，解除固定后锻炼肩关节各方向活动。

二、桡骨头半脱位

（一）临床表现及诊断

1. 病史　5 岁以下的儿童，有腕、手被向上牵拉旋转史。

2. 症状　儿童肘部疼痛，活动受限，前臂处于半屈位及旋前位。

3. 查体　肘部外侧有压痛。

4. 辅助检查　X线片常无阳性发现。

（二）治疗

1. 手法复位，不必麻醉。听到轻微的弹响声，肘关节旋转、屈伸活动正常，儿童肯用患侧手取物，标志复位成功。

2. 复位后不必固定，但不可再暴力牵拉。

三、髋关节脱位

（一）分类、临床表现及诊断

1. 按股骨头脱位后的方向分类　①后脱位（最多见）；②前脱位；③中心脱位。

2. 髋关节后脱位的典型临床表现

（1）明显外伤史，通常暴力很大。

（2）明显疼痛，髋关节不能活动。

（3）患肢缩短，髋关节呈屈曲、内收、内旋畸形。

（4）可在臀部摸到脱出的股骨头，大粗隆上移明显。

（5）部分患者有坐骨神经损伤表现，原因是股骨头压迫。

3. 影像学检查

（1）X线片：了解脱位情况及有无骨折。

（2）CT：了解合并髋臼骨折部位、程度及移位情况。

（二）后脱位的治疗

1. 复位　Allis法（提拉法）。

（1）必须在麻醉下手法复位。

（2）复位宜早，最初24~48小时是复位的黄金时期，最好在24小时内复位完毕。

2. 固定　患肢做皮肤牵引或穿“丁”字鞋2~3周。不必石膏固定。

3. 功能锻炼 卧床4周,其间做股四头肌收缩动作。2~3周后开始活动关节;4周后扶双拐下地活动;3个月后可完全承重。

【仿真自测】

1. 肩关节前脱位患者首选的治疗方法是
   A. 皮肤牵引
   B. 悬吊牵引
   C. 骨牵引
   D. 手术切开复位内固定
   E. 手法复位外固定
2. 男孩,3岁。母亲为之穿衣牵拉右手臂后突然哭闹,不敢屈肘持物,其诊断应首先考虑为
   A. 右桡骨头半脱位　B. 右肩关节脱位
   C. 右肘关节脱位　D. 右腕关节脱位
   E. 右肱骨髁上骨折
3. 桡骨头半脱位最常见的处理方法是
   A. 手法复位,三角巾悬吊
   B. 切开复位,内固定
   C. 手法复位,无须制动固定
   D. 手法复位,石膏外固定
   E. 切开复位,外固定
4. 髋关节后脱位的典型畸形是
   A. 髋关节屈曲、内收、内旋
   B. 髋关节屈曲、内收、外旋
   C. 髋关节屈曲、外展、内旋
   D. 髋关节屈曲、外展、外旋
   E. 髋关节屈曲、外旋

[答案] 1. E　2. A　3. C　4. A

5. 男,30 岁。驾车撞树受伤,伤后右髋关节疼痛剧烈,不能活动。查体:患肢短缩,外旋畸形。首先考虑的诊断是
   A. 股骨颈骨折　　B. 股骨干骨折
   C. 髋关节后脱位　　D. 股骨头骨折
   E. 坐骨神经损伤
6. 治疗早期髋关节后脱位的措施不正确的是
   A. 复位后持续皮牵引固定
   B. Allis 法手法复位
   C. 伤后 3 个月患肢不能负重,以免股骨头缺血坏死
   D. 即刻手术切开复位
   E. 早期进行股四头肌收缩活动及踝部功能锻炼

(7~8 题共用备选答案)
   A. 桡神经损伤　　B. 腘动脉损伤
   C. 缺血性骨坏死　　D. 肱动脉损伤
   E. 坐骨神经损伤
7. 股骨颈骨折易发生的并发症是
8. 髋关节后脱位易发生的并发症是

(9~10 题共用备选答案)
   A. “银叉样”畸形
   B. 下肢短缩、外旋畸形
   C. 下肢短缩、内旋、内收畸形
   D. 腕下垂
   E. Dugas 征阳性
9. Colles 骨折的典型体征是
10. 肩关节脱位的典型体征是

[答案] 5. A　6. D　7. C　8. E　9. A　10. E

第六节 手外伤及断肢(指)再植

【自测摸底】

手外伤治疗的最终目的是

A. 早期彻底清创　　B. 一期闭合创口

C. 骨折解剖复位固定　　D. 组织修复

E. 恢复手部运动功能

【名师精讲】

一、手外伤

(一)现场急救

手外伤的急救处理包括止血、创口包扎和局部固定。

1. 止血　最简便而有效的是局部加压包扎。即使尺、桡动脉损伤,一般也能达到止血目的。大血管损伤才用止血带。

2. 创口包扎　无菌敷料或清洁布类包扎伤口,防止伤口被进一步污染。

3. 局部固定　适当固定,减轻疼痛,避免进一步加重损伤。固定范围达腕关节以上。

(二)治疗原则

1. 早期彻底清创

(1) 伤后8小时内清创。

(2) 在良好麻醉和止血带控制下进行。

(3) 按从浅到深的顺序进行。

2. 正确处理深部组织损伤

(1) 有骨折和脱位,立即复位固定。

(2) 有影响手部血液循环的血管损伤,立即修复。

(3) 创口污染严重,组织损伤广泛,应在6~8小时之内进行;如超过12小时,可仅做清创和闭合伤口,待创口愈合后再做二期修复。

3. 一期闭合创口

（1）创口整齐，无皮肤缺损者，直接缝合。

（2）有皮肤缺损或张力过大，自体游离皮肤移植。

（3）皮肤缺损而伴有重要深部组织如肌腱、神经、骨关节外露，不适于游离植皮，可应用局部转移皮瓣。

（4）创口纵行越过关节，或与指蹼边缘平行，或与皮纹垂直，“Z”字成形术。

（5）污染严重、受伤时间较长、感染可能性大的创口，在清除异物和明显坏死组织后，用生理盐水纱布湿敷，观察3~5天，再次清创延期缝合或植皮。

4. 正确术后处理

（1）包扎伤口时用柔软敷料垫于指蹼间，以免汗液浸泡皮肤而致糜烂。露出指尖，以便观察指端血液循环。

（2）神经、肌腱、血管修复后固定于无张力状态。

（3）手部各关节固定于功能位。注意：不是休息位，也不是伸直位！

（4）抬高患肢，防止肿胀。

（5）肌内注射破伤风抗毒素并应用抗生素。

二、断肢（指）再植

急救处理包括止血、包扎、保存断肢（指）及迅速运送到有条件再植的医院。

1. 断肢（指）处理

（1）完全性断肢（指）：创面用无菌敷料或清洁敷料压迫包扎。除非有大血管出血，一般不用止血带止血。

（2）不完全性断肢（指）：将断肢（指）放在夹板上，确实固定，迅速转送。

2. 断肢(指)处理 用无菌敷料或清洁敷料包扎保存。干燥冷藏非常重要！不要用任何液体浸泡;不能让断肢(指)与冰块直接接触,以防冻伤。

3. 到达医院后,迅速检查断肢(指),内层用无菌湿纱布、外层用干纱布包好,放入4℃冰箱内。

4. 若为多指离断,分别包好,左、右手分别标记,标记指别再冷藏。按手术程序,逐指取出、再植,缩短热缺血时间。

【仿真自测】

1. 手部创口清创处理一般不迟于
   A. 6~8小时　　B. 9小时
   C. 10小时　　D. 11小时
   E. 12小时
2. 下列关于手外伤的术后处理措施描述不正确的是
   A. 将桡骨茎突部的敷料剪开
   B. 注射破伤风抗毒素
   C. 抬高患肢防止肿胀
   D. 术后用石膏托将手固定于伸直位
   E. 包扎时用纱布隔开手指同时露出指尖
3. 男,40岁。切伤右手中指,即刻来诊。检查:神经、肌腱功能正常。最简便、有效的止血方法是
   A. 外用止血药
   B. 冷冻止血
   C. 以止血钳夹住血管5分钟
   D. 以气压止血带止血
   E. 局部包扎止血

[答案] 1. A 2. D 3. E

4. 男,42岁,木工。工作中右手示指被电锯切割离断,立即送到医院行断指再植。其断指的保存方法应该是用无菌纱布包好放在
   A. 生理盐水中
   B. 乙醇溶液中
   C. 苯扎溴铵(新洁尔灭)中
   D. 冰块上
   E. 干燥冷藏容器中
5. 以下关于手外伤的止血措施中最合适的是
   A. 前臂绑缚止血带
   B. 上臂绑缚止血带
   C. 腕部压迫
   D. 伤口局部加压包扎
   E. 腕部扎橡皮管

第七节　周围神经损伤

【自测摸底】

男,36岁。左上臂切割伤5小时。查体:T 37.2℃,P 70次/min,BP 100/60mmHg。左侧小指感觉消失,环、小指末节屈曲功能障碍。最可能的原因是
   A. 桡神经浅支损伤
   B. 正中神经损伤
   C. 尺神经损伤
   D. 肌皮神经损伤
   E. 桡神经深支损伤

[答案] 4. E　5. D

【名师精讲】

一、正中神经损伤

正中神经在肘上无分支,其损伤可分为高位损伤(肘上)和低位损伤(腕部)。主要临床表现:

(1) 腕部损伤时,所支配的鱼际肌和蚓状肌麻痹及所支配的手部感觉障碍,临床表现主要是拇指对掌功能障碍和手的桡侧半感觉障碍,特别是示、中指远节感觉消失。

(2) 肘上损伤时,则所支配的前臂肌亦麻痹。

(3) 拇指和示、中指屈曲功能障碍。

二、桡神经损伤

临床以肱骨中下 1/3 骨折所致桡神经损伤最为常见,主要表现为伸腕、伸拇、伸指、前臂旋后障碍,以及手背桡侧和桡侧 3 个半手指背面皮肤,主要是手背虎口处皮肤麻木。

典型的畸形是垂腕。如为桡骨头脱位或前臂背侧近端所致骨间背侧神经损伤,则桡侧腕长伸肌功能完好,伸腕功能基本正常,而仅有伸拇、伸指障碍,而无手部感觉障碍。

三、尺神经损伤

尺神经容易在腕部和肘部损伤时受损。

1. 腕部损伤时的主要表现

(1) 骨间肌、蚓状肌、拇收肌麻痹致环、小指爪形手畸形。

(2) 手指内收、外展障碍和 Froment 征。

(3) 手部尺侧半和尺侧 1 个半手指感觉障碍,特别是小指感觉消失。

2. 肘上损伤时的主要表现 除腕部损伤时的主要表现外,还有环、小指末节屈曲功能障碍。

四、腓总神经损伤

易在腘部及腓骨小头处损伤,导致小腿前外侧伸肌麻痹,出现足背屈、外翻功能障碍,呈足内翻下垂畸形，以及伸趾功能丧失，呈屈曲状态，小腿前外侧和足背感觉障碍。

【名师助记】

损伤神经与典型症状：

1. 正中神经损伤　“猿手”。

2. 桡神经损伤　垂腕。

3. 尺神经损伤　“爪形手”，Froment 征，夹纸试验阳性。

4. 坐骨神经损伤　足下垂，跨越步态。

5. 腓总神经损伤　内翻下垂足。

【仿真自测】

1. 男，26 岁。左腕部切割伤 10 小时，伤及桡神经，其临床表现为
   A. 不能屈腕
   B. 手部内在肌萎缩
   C. 手掌桡侧感觉减弱
   D. 手背虎口区域麻木
   E. 拇、示、中指不能屈曲
2. 左腕掌侧切割伤，小指和环指尺侧半感觉消失，Froment 征阳性，可能损伤的神经是
   A. 正中神经　　B. 尺神经
   C. 桡神经　　D. 前臂内侧皮神经
   E. 前臂骨间背神经
3. 腕部正中神经损伤后的典型表现是
   A. “猿手”畸形　　B. 伸指功能障碍
   C. 手指内收、外展障碍　　D. 垂腕畸形
   E. “爪形手”畸形

[答案] 1. D　2. B　3. A

4. 男,65 岁。人工膝关节置换术后膝关节周围加压包扎。1 天后发现右足不能背屈,跖屈正常,足背动脉搏动正常。最可能的原因是
   A. 腓总神经损伤　B. 坐骨神经损伤
   C. 深静脉血栓　D. 胫神经损伤
   E. 骨筋膜室综合征

第八节 运动系统慢性损伤

【自测摸底】

1. 鉴别中央型腰椎间盘突出症与椎管内肿瘤最有意义的检查是
   A. MRI　B. 鞍区感觉检查
   C. CT　D. X 线片
   E. 肛门括约肌检查
2. 男,32 岁。诉劳动中腰部扭伤 3 天,腰部疼痛,活动受限。当地医院检查:腰椎间隙棘突压痛阳性,右直腿抬高试验及加强试验阳性。患者宜采取的治疗措施是
   A. 皮质激素硬膜外注射　B. 髓核化学溶解
   C. 髓核摘除术　D. 经皮髓核切吸术
   E. 髓核激光气化术

【名师精讲】

一、粘连性肩关节囊炎

(一)临床表现

1. 症状

[答案] 4. A

（1）本病有自限性，病程一般为6~24个月，部分不能恢复到正常功能。

（2）多见于中老年患者，女性多于男性，左侧多于右侧，亦可两侧先后发病。

（3）肩部某一处疼痛，与动作、姿势有明显关系。

2. 体征 肩关节各方向主动、被动活动均不同程度受限，以外展、外旋和内旋、后伸最重。

3. 影像学表现

（1）X线片：肩部结构正常，可有骨质疏松。

（2）MRI：关节囊增厚，肩部滑囊可有渗出。对鉴别诊断意义较大。

（二）诊断

发病年龄+疼痛特点+查体。

（三）治疗

治疗目的：缓解疼痛，恢复功能，避免肌肉萎缩。

1. 早期进行理疗、针灸、适度推拿按摩，可改善症状。

2. 痛点局限时，可局部注射醋酸泼尼松龙，能明显缓解疼痛。

3. 疼痛持续、夜间难以入睡时，可短期服用非甾体抗炎药。

4. 无论病程长短、症状轻重，均应每天进行肩关节主动活动锻炼，活动时以不引起剧痛为限。

5. 对症状持续且重者，以上治疗无效时，可在麻醉下采用手法复位或关节镜松解粘连，能取得满意疗效。

6. 若为肩外因素所致，除局部治疗外，还需要对原发病进行治疗。

二、狭窄性腱鞘炎

（一）临床表现

1. 弹响指或弹响拇

（1）初起，晨起患指僵硬、疼痛，缓慢活动后症状可消失。

（2）逐渐出现弹响指，伴明显疼痛，严重者患指屈曲，不敢活动。

（3）发病频率以中、环指最多，示、拇指次之，小指最少。

（4）疼痛常在近侧指间关节，而不在掌指关节。

（5）查体：可在远侧掌横纹处触及黄豆大小的痛性结节，屈伸患指该结节随屈肌腱上、下移动，或出现弹拨现象，并感到弹响即发生于此处。

2. 桡骨茎突狭窄性腱鞘炎

（1）腕关节桡侧疼痛，逐渐加重，无力提物。

（2）查体：桡骨茎突表面或其远侧有局限性压痛，有时可触及痛性结节，皮肤无炎症表现。

（3）Finkelstein 试验：阳性，即握拳尺偏腕关节时，桡骨茎突处出现疼痛。

（二）治疗

1. 初起时通常采用保守治疗，包括局部制动或/和短期使用 NSAIDs。如治疗无效，可采用局部糖皮质激素注射封闭治疗。

2. 非手术治疗无效者，可考虑狭窄腱鞘切开减压术。

3. 儿童先天性狭窄性腱鞘炎通常采用手术治疗（保守治疗无效）。

三、股骨头坏死

（一）临床表现

1. 症状　最先出现的症状是髋关节或膝关节疼痛。可有跛行、行走困难，甚至扶拐行走。

2. 体征　腹股沟区深部压痛，可放射至臀部或膝部。“4”字试验（Patrick test）阳性。查体可有内收肌压痛，髋关节活动受限，以内旋、屈曲、外旋活动受限最明显。

3. 辅助检查

（1）普通X线片：常规检查。股骨头血供中断12小时骨细胞即发生坏死，但至少需2个月或更长时间才能看到股骨头密度改变。

（2）MRI：是有效的、非创伤性的早期诊断方法，表现为股骨头前上部异常信号。

（3）CT：较X线检查敏感，但不如MRI。可达到两个目的：①早期发现微小病灶；②鉴别是否有骨塌陷及其延伸的范围，为治疗方案选择提供信息。CT三维重建图像可更好地评价股骨头变形和塌陷程度。

（4）放射性核素扫描：对早期诊断有价值，常可提前预报股骨头缺血性坏死。

（二）治疗

1. 非手术治疗　避免负重，采用药物治疗、物理治疗和康复治疗。定期X线检查。适用于非负重面坏死且病灶范围小，股骨头外形基本正常且广泛硬化的病例。

2. 手术治疗

（1）髓芯减压术：可降低骨内压，减轻疼痛，改善静脉回流，有助于血管长入。

（2）带血管蒂骨移植：常用带血管蒂髂骨移植。适用于股骨头无或轻度塌陷者。

（3）人工关节置换术：适用于髋臼和股骨头均受累、出现骨关节炎表现、明显影响生活质量者。

（4）截骨术：经转子间旋转截骨术及其改良术式。

四、颈椎病

分型及临床表现

1. 神经根型　发病率最高（50%～60%）。

（1）症状：开始为颈肩痛，短期内加重，并向上肢放射。皮肤麻木、过敏，上肢肌力下降、手指动作不灵活。

（2）查体：因患侧颈部肌痉挛，头喜偏向患侧，肩部上耸。病程长者上肢肌萎缩。患肢上举、外展和后伸有不同程度受限。局部有压痛。神经系统检查有较明确的定位体征。上肢牵拉试验（+），压头试验（+）。

（3）影像学检查：①X线片示颈椎生理前凸消失，椎间隙变窄，椎体前、后缘骨质增生，退行性改变；②CT或MRI示椎间盘突出，椎管和神经根管狭窄及脊神经受压。

2. 脊髓型 为颈椎病最严重的类型。颈椎退变结构压迫脊髓或压迫供应脊髓的血管出现一系列症状，包括四肢感觉、运动、反射及大小便功能障碍。由于下颈段椎管相对较小（脊髓颈膨大处），且活动度大，故退变发生较早、较重，也容易发生脊髓受压。患者出现上肢或下肢麻木、无力、僵硬，双足踩棉花感、束带感，双手精细动作障碍。后期可出现大小便功能障碍。查体可发现感觉障碍平面，肌力减退，四肢腱反射活跃或亢进，浅反射减弱或消失，病理征（Hoffmann征、Babinski征等）可阳性。

3. 交感型

（1）交感神经兴奋症状：头痛、头晕；视力下降，瞳孔扩大或缩小，眼后部胀痛；心搏加速、心律不齐，心前区痛，血压升高；出汗异常；耳鸣、听力下降，发音障碍等。

（2）交感神经抑制症状：头昏、眼花、流泪、鼻塞、心动过缓、血压下降及胃肠胀气等。

4. 椎动脉型 ①眩晕：为旋转性、浮动性或摇晃性眩晕，是主要症状；②头痛；③视觉障碍：突发性弱视或失明、复视，短期内自动恢复；④猝倒：因椎动脉受到刺激突然痉挛引起；⑤其他：运动、感觉障碍及精神症状。

【名师助记】

各型颈椎病特点:①最常见——神经根型;②最严重——脊髓型;③症状最多——交感型;④最突出——椎动脉型。

五、腰椎间盘突出症

(一)临床表现

患者多在20~50岁,男女之比为(4~6):1。

1. 腰痛 绝大部分患者有腰痛,可出现在腿痛之前、同时或之后。

2. 坐骨神经痛 95%发生在腰4~5、腰5~骶1间隙,故多伴坐骨神经痛。疼痛逐渐发生,呈放射性,由臀部、大腿后外侧、小腿外侧放射至足跟部或足背。可因打喷嚏或咳嗽时腹压增加而疼痛加剧。有的患者为减轻疼痛,行走时取前倾位,卧床时取弯腰侧卧、屈髋屈膝位。高位椎间盘突出(腰2~3、腰3~4)可压迫相应上腰段神经根,出现大腿前内侧或腹股沟区疼痛。

3. 马尾神经受压 向正后方突出的髓核或脱垂、游离椎间盘组织可压迫马尾神经,致大小便障碍、鞍区感觉异常。

4. 直腿抬高试验及加强试验 阳性。正常下肢抬高到60°~70°时感腘窝不适。患者抬高60°以内即可出现坐骨神经痛。

5. 腰部活动受限 几乎全部患者都有,以前屈受限最为明显。

6. 压痛及骶棘肌痉挛 大部分患者在病变间隙的棘突间有压痛,其旁侧1cm处压之有沿坐骨神经的放射痛。约1/3的患者有腰部骶棘肌痉挛,使腰部处于强迫体位。

7. 腰椎侧凸 为姿势性代偿畸形,有辅助诊断价值。突出髓核在神经根腋部时,上身向患侧弯曲,腰椎凸向健侧;髓核突出在神经根肩部时,上身向健侧弯曲,腰椎凸向患侧。

8. 神经系统表现 为临床重要症状(表 2-1)。

表 2-1 腰椎间盘突出症的神经系统表现

受累神经	感觉异常(痛、触觉减退)	肌力下降	反射异常
腰 5 神经根受累(病变在 $L_{4\sim5}$)	小腿外侧和足内侧	踝及趾背屈力下降	无
骶 1 神经根受压(病变在 $L_5\sim S_1$)	外踝附近及足外侧	趾及足跖屈力下降	踝反射减弱或消失
马尾神经受压	鞍区	肛门括约肌张力下降	肛门反射减弱或消失

9. 特殊检查

(1) X 线片:常规检查,一般为腰椎正、侧位片。腰椎 X 线片可完全正常,但很多患者也会有阳性发现。正位片可见腰椎侧弯;侧位片可见生理前凸减少或消失,椎间隙狭窄。还可见到纤维环钙化、骨质增生、关节突肥大、硬化等退变表现。

(2) CT:诊断价值较大,已普遍采用。可显示骨性椎管形态、黄韧带是否增厚及椎间盘突出的大小、方向。

(3) MRI:可全面观察各腰椎间盘是否病变,也可在矢状面上了解髓核突出的程度和位置,并鉴别是否存在椎管内占位性病变。

(4) 造影:脊髓造影、硬膜外造影、椎间盘造影可间接显示有无椎间盘突出及突出程度。

（5）其他电生理检查：肌电图、神经传导速度及诱发电位可协助确定神经损害的范围及程度。

（二）诊断与鉴别诊断

1. 诊断　病史+症状+体征+影像学检查。如仅有CT、MRI表现而无临床表现，不应诊断本病。

2. 鉴别诊断　①腰肌劳损；②第3腰椎横突综合征；③梨状肌综合征；④腰椎管狭窄症；⑤腰椎滑脱与椎弓根峡部不连；⑥腰椎结核；⑦脊柱肿瘤；⑧椎管内肿瘤；⑨盆腔疾病（如盆腔后壁的炎症、肿瘤等）；⑩下肢血管病变。

（三）治疗

1. 非手术治疗

（1）适应证：①初次发病，病程较短者；②休息后症状可自行缓解者；③因全身或局部皮肤疾病不能手术者；④不同意手术者。

（2）治疗方法：①卧床休息，严格卧床3周，戴腰围逐步下地活动；②非甾体抗炎药；③牵引疗法，以骨盆牵引最常用；④理疗。

2. 手术治疗

（1）适应证：①腰腿痛症状严重，反复发作，经半年以上非手术治疗无效，且病情逐渐加重，影响工作和生活者；②中央型突出有马尾神经综合征、括约肌功能障碍者（急诊手术）；③有明显的神经根受累表现者。

（2）手术方法：①传统开放手术，如全椎板切除髓核摘除术、半椎板切除髓核摘除术、椎板开窗髓核摘除术；②显微外科腰椎间盘切除术、微创腰椎间盘切除术，适用于单纯腰椎间盘突出（无合并症）者；③人工椎间盘置换术。

【仿真自测】

1. 女,57 岁。右手拇指晨起僵硬伴疼痛半年,近 2 周出现该处肿胀及活动受限,被动活动患指可出现伴疼痛的弹响。临床诊断最可能是
   A. 类风湿关节炎　B. 关节内游离体
   C. 骨关节炎　D. 风湿性关节炎
   E. 狭窄性腱鞘炎
2. 女,52 岁。右拇指疼痛 1 个月,早晨明显,屈伸活动有弹响。查第一掌指关节有 0.3cm×0.3cm 痛性结节。治疗时应考虑
   A. 热敷　B. 推拿、按摩
   C. 针灸　D. 局部封闭
   E. 功能锻炼
3. 男,67 岁。因右上肢放射痛伴手指麻木、动作不灵活 2 年就诊。检查发现颈肩部压痛,神经牵拉试验及压头试验阳性,右上肢桡侧皮肤感觉减退,握力减弱,肌张力减低。最可能的诊断是
   A. 交感型颈椎病　B. 脊髓型颈椎病
   C. 椎动脉型颈椎病　D. 神经根型颈椎病
   E. 混合型颈椎病
4. 女,52 岁。四肢无力,站立不稳,进行性加重半年,无外伤史。查体:双下肢张力高,腱反射亢进。Hoffmann 征(+),Babinski 征(+)。其诊断为
   A. 脊髓型颈椎病　B. 神经根型颈椎病
   C. 椎动脉型颈椎病　D. 交感型颈椎病
   E. 混合型颈椎病

[答案] 1. E　2. D　3. D　4. A

5. 腰椎间盘突出症最常见的部位是

A. T_{12}~L_1　　B. $L_{1\sim2}$　　C. $L_{2\sim3}$

D. $L_{3\sim4}$　　E. $L_{4\sim5}$

6. 首次急性发作的腰椎间盘突出症治疗首选措施是

A. 绝对卧床休息,同时牵引

B. 避免负重

C. 口服镇静、止痛药物

D. 泼尼松龙局部封闭

E. 手术治疗

(7~10 题共用题干)

男,45 岁,重体力劳动工人。腰腿痛,并向左下肢放射,咳嗽、打喷嚏时加重。检查腰部活动明显受限,并向左倾斜,直腿抬高试验阳性。病程中无低热、盗汗、消瘦症状。

7. 对该患者首先考虑的诊断是

A. 腰肌劳损　　B. 腰椎管狭窄症

C. 腰椎间盘突出症　　D. 强直性脊柱炎

E. 腰椎结核

8. 如有小腿及足外侧麻木,足趾跖屈力及跟腱反射弱,病变的节段应考虑为

A. $L_{1\sim2}$　　B. $L_{2\sim3}$　　C. $L_{3\sim4}$

D. $L_{4\sim5}$　　E. L_5~S_1

9. 为明确诊断,最有意义的检查是

A. X 线片　　B. CT

C. 超声　　D. 腰椎穿刺

E. 肌电图

[答案] 5. E　6. A　7. C　8. E　9. B

10. 如果病史2年,并逐年加重,已严重影响生活及工作,且出现尿便障碍,其治疗方法是
   A. 理疗　　B. 按摩
   C. 牵引　　D. 用药
   E. 手术

第九节 非化脓性关节炎

【自测摸底】

1. 女,56岁。多关节痛1年,以双膝关节为首发表现,伴晨僵15分钟。查体:双手近端和远端指间关节压痛,关节肿大,双膝关节骨擦音阳性。实验室检查:血沉22mm/1h,类风湿因子25U/L(正常20U/L)。该患者最可能的诊断是
   A. 风湿性关节炎　　B. 骨关节炎
   C. 未分化结缔组织病　　D. 强直性脊柱炎
   E. 痛风
2. 男,20岁。腰痛3年,膝关节痛2个月。查体:右膝肿胀、压痛,浮髌试验阴性。实验室检查:血尿酸正常,HLA-B*27阳性。X线片:双侧骶髂关节骨侵蚀改变,伴间隙狭窄。该患者最可能的诊断是
   A. 感染性关节炎　　B. 反应性关节炎
   C. 银屑病关节炎　　D. 痛风关节炎
   E. 强直性脊柱炎

[答案] 10. E

【名师精讲】

骨关节炎

（一）临床表现

易累及负重关节，好发于膝关节、髋关节、腰椎、颈椎、手远端指间关节、第一腕掌关节、第一跖趾关节。

1. 症状

（1）疼痛：主要症状，也是导致功能障碍的主要原因。发作隐匿，活动后发生，休息可以缓解。严重者为持续性疼痛。

（2）晨僵：关节静止一段时间后，开始活动时出现僵硬感，活动一段时间后缓解。晨僵时间不超过30分钟（类风湿关节炎晨僵时间一般超过1小时）。

（3）其他：关节肿大、活动受限、休息痛等。

2. 体征

（1）压痛和被动痛：受累关节局部可有压痛，有时虽无压痛，但被动运动时可发生疼痛。

（2）关节肿胀：多因局部骨质增生引起，有时为积液和滑膜肥厚所致，可伴局部温度增高，严重者可发生关节畸形和半脱位。例如，远端指间关节的Heberden结节、近端指间关节的Bouchard结节、第一腕掌关节因骨质增生所致的"方形手"、膝内翻、膝外翻、第一跖趾关节外翻等。

（3）骨擦音：即关节活动时出现弹响，以膝关节多见。

（4）活动受限：由软骨丧失、骨赘形成、关节周围肌肉痉挛所致。

（二）辅助检查

1. 实验室检查　多数情况下，血沉和C反应蛋白正常，类风湿因子阴性。伴有滑膜炎者可出现C反应蛋白和血沉轻度升高。

2. 影像学检查　对诊断十分重要。典型X线表现为受累关节间隙狭窄,边缘骨赘形成,软骨下骨质硬化、囊性变,关节半脱位及关节游离体等。

（三）诊断

临床表现+X 线片表现。

（四）治疗

治疗目的:缓解症状,改善关节功能,最大限度地保持和恢复日常生活能力。骨关节炎的治疗包括非药物治疗和药物治疗两部分。

1. 非药物治疗　对于初次就诊且症状不重的骨关节炎患者,非药物治疗是首选的治疗方式,目的是减轻疼痛、改善功能,使患者能够很好地认识疾病的性质和预后。

(1) 患者教育:减少不合理的运动。

(2) 物理治疗:主要增加局部血液循环,减轻炎症反应。

(3) 行动支持:主要减少受累关节负重。

(4) 改变负重力线。

2. 药物治疗　如非药物治疗无效,可根据关节疼痛情况选择药物治疗。

(1) 局部药物治疗:首先可选择非甾体抗炎药,可以有效缓解关节轻、中度疼痛,且不良反应轻微。

(2) 全身镇痛药物:非甾体抗炎药可以缓解疼痛,软骨保护剂在一定程度上可延缓病程、改善患者症状。

(3) 关节腔药物注射:①注射透明质酸钠,可起到润滑关节、保护关节软骨和缓解疼痛的作用。②糖皮质激素,对非甾体抗炎药治疗 4~6 周无效的严重骨关节炎或不能耐受非甾体抗炎药治疗、持续疼痛、炎症明显者,可行关节腔内注射糖皮质激素。一般每年最多不超过 3~4 次。

3. 手术治疗　外科治疗的方法主要有:①游离体摘除术;②关节镜下关节清理术;③截骨术;④关节融合术和关节成形术;⑤骨关节炎晚期可行人工关节置换术。

【仿真自测】

（1~2 题共用题干）

男，68 岁。双膝关节疼痛 1 个月，活动后加重，休息后缓解，不伴发热。X 线片示关节有骨赘形成，骨缘唇样增生。

1. 该患者最可能的诊断是
   A. 类风湿关节炎　B. 风湿性关节炎
   C. 痛风　D. 骨关节炎
   E. 强直性脊柱炎
2. 该患者治疗的首选药物是
   A. 非类固醇抗炎药　B. 糖皮质激素
   C. 透明质酸　D. 对乙酰氨基酚
   E. 免疫抑制剂

第十节　骨与关节感染

【自测摸底】

1. 全身骨与关节结核中发病率最高的是
   A. 髋关节结核　B. 膝关节结核
   C. 脊柱结核　D. 肘关节结核
   E. 肩关节结核
2. 关于脊柱结核，下列描述正确的是
   A. 一般没有低热、盗汗等全身症状
   B. 一般无脊柱畸形
   C. 疼痛是最先出现的症状，以夜间痛显著
   D. 寒性脓肿是少数患者就医的最早体征
   E. 骨与关节结核中发病率最低

［答案］1. D　2. A

【名师精讲】

一、急性血源性骨髓炎

一般为血源性感染，病原菌以金黄色葡萄球菌最多（占 80%~90%）。一般的感染途径：①血源性；②创伤性；③蔓延性。

（一）临床表现及诊断

1. 儿童多见。好发于胫骨上段和股骨下段，发病前常有外伤史。

2. 全身症状　起病急骤，有寒战，继而出现高热，可达 39℃以上，有明显的毒血症症状。

3. 局部症状　早期患区剧痛，肢体呈半屈曲状，周围肌肉痉挛，因疼痛而抗拒做主动与被动活动，局部皮温高，肿胀并不明显。数天后可出现局部肿胀，压痛更加明显，说明已形成骨膜下脓肿。脓肿穿破骨膜后成为软组织深部脓肿，此时疼痛反可减轻，但局部红、肿、热、压痛却更为明显，严重时可发生病理性骨折。

4. 病程　自然病程可以维持 3~4 周，脓肿破溃后疼痛即刻缓解，体温逐渐下降。脓肿可穿破皮肤形成窦道，病变转入慢性阶段。

5. 实验室检查　早期血培养阳性率较高。白细胞计数和中性粒细胞比例升高。局部分层穿刺具有重要的诊断价值，在压痛明显处进行穿刺，边抽吸边深入，不要一次穿入骨内，涂片中发现大量脓细胞或细菌即可明确诊断。

6. 影像学表现

（1）X 线检查：早期 X 线检查对确诊无大帮助。

（2）CT 检查：可提前发现骨膜下脓肿，对细小的骨脓肿仍难以显示。

（3）核素骨扫描：具有早期间接辅助诊断的价值。

（4）MRI 检查：可以早期发现局限于骨内的炎性病灶，具有早期诊断价值。

（二）治疗

1. 药物治疗　对疑似病例应早期联合应用大剂量有效抗生素，以后依据细菌培养和药敏试验结果及治疗效果进行调整。抗生素应持续应用至体温正常、症状消失后2周左右。

2. 手术治疗

（1）目的：引流脓液，减少毒血症；阻止急性骨髓炎转变为慢性骨髓炎。

（2）时机：治疗宜早，最好在抗生素治疗后48~72小时仍不能控制症状时进行手术。

（3）方法：在压痛最明显处行骨皮质钻孔引流和开窗减压冲洗。

3. 全身辅助治疗　充分休息，良好护理，给予易消化、高蛋白和维生素饮食，物理或药物降温，补液、补充热量，同时间断补给少量新鲜血液以增加患者抵抗力。

4. 局部辅助治疗　患肢可做皮牵引或石膏托固定，可以起到下列作用：①止痛；②防止关节挛缩畸形；③防止病理性骨折。

二、骨与关节结核

（一）病因

好发于儿童与青少年，30岁以下的患者占80%。骨与关节结核是一种继发性结核病，原发病灶为肺结核或消化道结核。骨与关节结核的好发部位是脊柱，约占50%，其次是一些负重大、活动多、易受创伤的部位。

（二）临床表现

1. 起病缓慢，有低热、乏力、盗汗、消瘦、食欲缺乏及贫血等症状；也有起病急骤者，有高热及毒血症症状，一般多见于儿童患者。

2. 病变部位大多为单发，少数为多发，但对称性十分罕见。青少年患者起病前往往有关节外伤病史。

3. 病变部位有疼痛，初起不甚严重，每于活动后加剧。儿童患者常有“夜啼”。部分患者因病灶内脓液突然破入关节腔而产生急性症状，此时疼痛剧烈。

4. 浅表关节可以查出有肿胀与积液，并有压痛，关节常处于半屈状态以缓解疼痛；后期可有肌萎缩，关节呈梭形肿胀。

5. 全关节结核发展的结果是在病灶部位积聚了多量脓液、结核性肉芽组织、死骨和干酪样坏死物质。因缺乏红、热等急性炎性反应，故称为冷脓肿或寒性脓肿。脓肿可以向体表溃破成窦道。

6. 冷脓肿溃破后必然会有混合性感染。引流不畅时会有高热。

7. 脊柱结核的冷脓肿会压迫脊髓而产生肢体瘫痪。

8. 病理性脱位与病理性骨折不少见。

9. 病变静止后可有各种后遗症。例如：①关节腔纤维性粘连形成纤维性强直而产生不同程度的关节功能障碍；②关节挛缩于非功能位，最常见的畸形为屈曲挛缩与椎体破坏形成脊柱后凸畸形（驼背）；③儿童骨骺破坏致肢体长度不等。

（三）辅助检查及诊断

1. 实验室检查

（1）血液学检查：可有轻度贫血，血白细胞计数一般正常，有混合感染时白细胞计数升高。血沉在病变活动期明显加快，静止期一般正常，是用来检测病变是否静止和有无复发的重要指标。C 反应蛋白的高低与疾病的炎症反应程度关系密切，故也可用于诊断结核活动性及临床疗效判定。

（2）细菌学检查：脓或关节液涂片镜检找到抗酸杆菌或结核分枝杆菌培养阳性可诊断为结核病，但阳性率较低，结合临床资料对诊断具有重要意义。

(3) 免疫学检查:用结核分枝杆菌的菌体成分制成抗原或抗体,检查患者血清中的结核抗体或抗原,具有速度快、操作简单、敏感性和特异性较好等特点。

1) 结核菌素(PPD)试验:试验结果不能简单用于确诊或否定结核。强阳性有助于支持成年人结核病的诊断,或考虑有近期结核感染,但尚未发病;对儿童特别是1岁以下儿童可作为结核诊断的依据。

2) γ干扰素释放试验:检测结核感染者体内特异的效应T淋巴细胞,可用于结核病或结核潜伏感染者的诊断。其中T细胞斑点试验(T-SPOT)是最常用的检测方法,具有灵敏度高、诊断快而准的特点,但有一定的假阳性率。

(4) 分子生物学检查:结核分枝杆菌基因检测可以直接对结核分枝杆菌的种系进行分类鉴定和药敏检测。

1) 聚合酶链反应(PCR):广泛用于结核病的实验室诊断。存在假阳性和假阴性问题。

2) Xpert MTB/RIF技术:是目前WHO推荐的快速诊断结核病的方法,比痰涂片镜检准确性更高。

2. 病理检查　病变部位穿刺活检及手术后病理组织学和微生物学检查是确诊的重要方法。

3. 影像学检查

(1) X线片:对诊断较重要,但一般在起病6~8周后才有X线片改变,故不能作出早期诊断。

(2) CT:可以发现普通X线片不能发现的问题,能清晰地确定病灶的位置、死骨的情况、软组织病变的程度,特别是对显示病灶周围的寒性脓肿有独特的优点。还可在CT引导下穿刺抽脓和活检。

(3) MRI:可在结核炎症浸润阶段即显示异常信号,比其他检查方法更敏感,有助于早期诊断。MRI还可以观察脊柱结核有无脊髓受压和变性，对与脊柱肿瘤、骨折、退变等疾病的鉴别诊断有重要价值。

（4）B超：可以探查深部寒性脓肿的位置和大小。可定位下穿刺抽脓进行涂片和细菌培养。

（四）治疗

应采用综合治疗方法，包括休息、疗养、营养卫生疗法、标准化疗药物和手术治疗等。其中抗结核药物治疗贯穿于整个治疗过程，在治疗中占主导地位。

1. 全身治疗

（1）支持治疗：注意休息、避免劳累，合理加强营养，每日摄入足够的蛋白质和维生素。有贫血者应纠正贫血。

（2）抗结核药物治疗：骨与关节结核的药物治疗应遵循抗结核药物的治疗原则，即早期、联合、适量、规律、全程。按规定的疗程用药是确保疗效的前提。目前常用的一线抗结核药物为异烟肼（INH）、利福平（RFP）、吡嗪酰胺（PZA）、链霉素（SM），乙胺丁醇（EMB）。

2. 局部治疗

（1）局部制动：有石膏固定、支具固定与牵引等。

（2）局部注射：局部注射抗结核药物具有药量小、局部药物浓度高和全身反应小的优点，最适用于早期单纯性滑膜结核患者。

3. 手术治疗

（1）脓肿切开引流。

（2）病灶清除术。

（3）其他手术治疗：①关节融合术，用于关节不稳定者；②截骨术，用以矫正畸形；③人工关节置换术，可以改善关节功能，但要严格把握适应证；④椎管减压术；⑤植骨融合内固定术等。

【仿真自测】

1. 骨与关节结核的手术适应证为
   A. 抗结核治疗在 2 周之内
   B. 窦道流脓经久不愈
   C. 患者年龄过大或过小
   D. 全身中毒症状严重,抗结核药物治疗效果不佳
   E. 有其他脏器活动性结核病变
2. 男孩,5 岁。右小腿肿痛伴高热(39~40℃)近 1 周。局部略红肿,有深压痛,经大剂量抗生素治疗 3 天不能控制,中毒症状严重。此时最正确的治疗是
   A. 加用激素治疗　B. 输血
   C. 局部制动　D. 切开引流
   E. 病灶清除

第十一节　骨　肿　瘤

【自测摸底】

1. 男,18 岁。右膝肿痛 2 个月,持续性逐渐加剧,夜间尤重。查体:消瘦,右膝肿,皮肤稍热,静脉怒张,关节活动受限。患者最可能的诊断是
   A. 骨髓炎　B. 骨结核
   C. 风湿性关节炎　D. 骨性关节炎
   E. 骨肉瘤
2. 男孩,9 岁。右胫骨上端疼痛、肿胀、压痛,关节活动受限。X 线片:右胫骨上端偏右骨密度增高,边界不清,有骨膜反应。患者应诊断为
   A. 软骨肉瘤　B. 骨巨细胞瘤
   C. 骨肉瘤　D. 尤因肉瘤
   E. 骨软骨瘤

[答案] 1. B　2. D

【名师精讲】

（一）临床表现

1. 疼痛与压痛　疼痛是生长迅速的肿瘤最显著的症状。良性肿瘤多无疼痛，但骨样骨瘤可产生剧痛；恶性肿瘤几乎均有局部疼痛。

2. 局部肿块和肿胀　良性肿瘤常表现为质硬而无压痛的肿块，生长缓慢，通常被偶然发现。局部肿胀和肿块发展迅速，多见于恶性肿瘤。

3. 功能障碍和压迫症状　邻近关节的肿瘤，由于疼痛和肿胀可使关节活动功能障碍。脊髓肿瘤不论是良、恶性都可引起压迫症状，甚至出现截瘫。

4. 病理性骨折　轻微外伤引起病理性骨折是某些骨肿瘤的首发症状，也是恶性骨肿瘤和转移性骨肿瘤的常见并发症。

5. 晚期恶性骨肿瘤表现　可出现贫血、消瘦、食欲减退、体重下降、低热等全身症状。

（二）诊断

骨肿瘤的诊断依靠临床表现、影像学检查和病理学检查、生化检测。

1. 影像学检查

（1）X线片

1）良性：界限清楚，密度均匀。膨胀性、外生性生长。骨质破坏，内有点状、环状、片状骨化影，周围可有硬化反应骨，通常无骨膜反应。

2）恶性：病灶多不规则，呈虫蛀样或筛孔样，密度不均，界限不清。可有骨膜反应，如Codman三角和“日光射线”多见于骨肉瘤；“葱皮”现象多见于尤因肉瘤。

骨内的肿瘤性破坏表现：①溶骨性缺损、骨质破坏；②成骨性破坏，如前列腺癌骨转移，可激发骨的成骨反应，有些骨肿瘤的反应骨可表现为骨的沉积；③混合性骨破坏。

（2）CT和MRI：为骨肿瘤的存在及确定骨肿瘤的性质提供依据，也可更清楚地显示肿瘤的范围，识别肿瘤侵袭的程度，以及与邻近组织的关系，帮助制订手术方案和评估治疗效果。

（3）放射性核素骨扫描（ECT）：可以明确病损范围，先于其他影像学检查几周或几个月显示转移性骨肿瘤的发生，能早期发现可疑骨转移灶，防止漏诊。缺点是特异性不高，不能单独作为诊断依据，须经X线片或CT证实。

（4）数字减影血管造影（DSA）：可显示肿瘤血供情况，如肿瘤的主干血管、新生的肿瘤性血管，以利于做选择性血管栓塞和注入化疗药物。化疗前后对比检查可了解新生血管的改变，监测化疗效果。

（5）超声：可了解软组织肿瘤和突出骨外的肿瘤情况；对转移性骨肿瘤寻找原发灶有帮助。

2. 病理检查　确诊的唯一可靠检查。可行穿刺活检、切开活检。

3. 生化检测　大多数患者化验检查正常。骨质有迅速破坏如广泛溶骨性病变时，血钙升高；骨肉瘤（成骨性肿瘤）血清碱性磷酸酶升高；男性前列腺癌骨转移瘤酸性磷酸酶升高；骨髓瘤尿本周蛋白阳性。

（三）治疗

骨肿瘤的治疗应以外科分期为指导，手术治疗应按外科分期来选择手术界限和方法，尽量达到既切除肿瘤，又可保全肢体的目的。

1. 良性骨肿瘤的外科治疗　①刮除植骨术；②外生性骨肿瘤的切除。

2. 恶性骨肿瘤的外科治疗

（1）保肢治疗：保肢治疗与截肢治疗的生存率和复发率相同。手术的关键是采用合理的外科边界完整切除肿瘤，截骨平面应在肿瘤边缘 3~5cm，软组织切除范围为反应区外 1~5cm。

（2）截肢治疗。

3. 化学治疗 新辅助化疗概念的形成及其法则的应用，大大提高了恶性骨肿瘤患者的生存率和保肢率。对于骨肉瘤等恶性肿瘤，围手术期的新辅助化疗已经是标准的治疗程式。

4. 放射疗法 尤因肉瘤对放疗敏感，骨肉瘤对放疗不敏感。

5. 其他治疗 血管栓塞治疗、温热-化学疗法、免疫治疗等。

【仿真自测】

1. 男，14 岁。左膝内下方可扪及一硬性肿块，轻度压痛。X 线片示病损为自干骺端突出的骨性突起，较触之略小。其诊断最可能是
   A. 骨肉瘤　B. 内生软骨瘤
   C. 尤因肉瘤　D. 骨软骨瘤
   E. 骨巨细胞瘤
2. 骨软骨瘤多见于
   A. 长管骨干骺端　B. 长管骨骨端
   C. 长管骨骨干　D. 长管骨骨骺
   E. 扁骨骨端
3. 恶性肿瘤的 X 线表现主要为
   A. 边缘清楚，骨质破坏，骨膜反应明显
   B. 边缘不清楚，骨质破坏，骨膜反应明显
   C. 边缘不清楚，骨质破坏，无骨膜反应
   D. 边缘不清楚，骨质增生，无骨膜反应
   E. 边缘清楚，骨质增生，无骨膜反应

［答案］1. D　2. A　3. B

4. 骨肉瘤可采取的治疗方法为
   A. 放射治疗
   B. 化学治疗
   C. 手术治疗
   D. 放射治疗+手术治疗
   E. 化学治疗+手术治疗+化学治疗
5. 男,75 岁。前列腺癌术后 4 个月,腰背部痛 1 个月,加剧 3 天。核素骨扫描示前列腺癌骨转移,下列实验室检查中最支持该诊断的是
   A. 血中白细胞计数升高
   B. 血沉加快
   C. 尿本周蛋白(+)
   D. 血中碱性磷酸酶升高
   E. 血中酸性磷酸酶升高

(6~7 题共用备选答案)
   A. 骨软骨瘤
   B. 骨巨细胞瘤
   C. 骨肉瘤
   D. 转移性骨肿瘤
   E. 骨囊肿
6. 男,26 岁。右膝内侧逐渐隆起伴隐痛半年。X 线片示右胫骨干骺端有一破坏区,边缘呈膨胀性改变,中央有肥皂泡样阴影。诊断首先考虑为
7. 女,19 岁。左膝内下硬性肿块 2 个月,无痛。X 线片示左胫骨干骺端内侧有正常骨组织的疣状肿物,界限清楚,无骨膜反应。诊断首先考虑为

[答案] 4. E 5. E 6. B 7. A

（8~9 题共用备选答案）

A. 脊椎呈“竹节”样

B. 骨膜反应，呈三角形

C. 骨端膨胀，呈肥皂泡样

D. 长管骨干骺区有骨性疣状突起

E. 有死骨形成并有包壳

8. 骨软骨瘤的 X 线片特点是

9. 骨肉瘤的 X 线片特点是

［答案］8. D 9. B

第 三 章

精神、神经系统

【考情分析】

脑出血
神经症性障碍及分离（转换）障碍
癫痫
精神分裂症
颅内压增高
脑栓塞
脑损伤
脑血栓形成
心境障碍
急性脊髓炎
急性炎症性脱髓鞘性多发性神经炎
精神活性物质所致精神障碍
精神障碍
面神经炎
头皮损伤
颅骨骨折
脑器质性疾病所致精神障碍
躯体疾病所致精神障碍
神经系统疾病
蛛网膜下腔出血

第一节 神经病学概论

【自测摸底】

1. 对脑干损害有定位意义的体征是
   A. 病损对侧偏瘫、偏身感觉障碍、偏盲
   B. 构音不清,吞咽困难
   C. 双额侧偏盲
   D. 患侧脑神经下运动神经元瘫痪,对侧肢体上运动神经元瘫痪
   E. 患侧脑神经下运动神经元瘫痪,同侧肢体上运动神经元瘫痪
2. 符合中枢性瘫痪的临床特征是
   A. 肌群瘫痪为主
   B. 有肌萎缩
   C. 肌张力增高
   D. 腱反射消失
   E. 无病理反射

【名师精讲】

一、运动系统

(一)上运动神经元瘫痪和下运动神经元瘫痪的临床表现

1. 上、下运动神经元的概念

(1) 上运动神经元(中枢性):位于大脑皮质的投射至脑干一般躯体和特殊内脏运动核及脊髓前角运动神经元的传出神经元。上述神经元的轴突组成锥体束,包括皮质脊髓束、皮质核束。

1) 皮质脊髓束:下行终止于脊髓前角的纤维束。在延髓椎体,约 90% 的纤维经锥体交叉至对侧,形成皮

质脊髓侧束，止于脊髓前角细胞，支配四肢肌；10%左右的纤维不交叉，下行形成皮质脊髓前束，止于双侧脊髓前角细胞，支配躯干肌。

2）皮质核束：下行终止于脑干一般躯体和特殊内脏运动核的纤维束，支配8对脑神经躯体运动核。其中面神经核下半与舌下神经核仅受对侧支配；动眼神经核、滑车神经核、展神经核、三叉神经运动核、疑核、面神经核上半、副神经核受双侧支配。

（2）下运动神经元（周围性）：脊髓前角细胞、脑干一般躯体和特殊内脏运动核的运动神经元，是接受锥体束、锥体外系统和小脑系统各方面神经冲动的最后通路，经前根、周围神经传递到运动终板，引起肌肉收缩。

【名师助记】

1. 上运动神经元发出和传导运动神经冲动；下运动神经元直接支配肌肉运动。

2. 一侧皮质脊髓束在椎体交叉前受损，对侧肢体瘫痪，躯干肌运动不受明显影响；在椎体交叉后受损，主要引起同侧肢体瘫痪。

2. 上、下运动神经元瘫痪的临床表现（表3-1）。

表3-1　上、下运动神经元瘫痪临床表现的鉴别

鉴别要点	上运动神经元瘫痪	下运动神经元瘫痪
又称	痉挛性瘫痪、中枢性瘫痪	弛缓性瘫痪、周围性瘫痪
瘫痪肌肉的张力	呈痉挛性增高	降低
腱反射	亢进	减弱或消失
浅反射	减弱或消失	消失

续表

鉴别要点	上运动神经元瘫痪	下运动神经元瘫痪
病理反射	有病理反射，为锥体束受损最可靠的表现。如为上运动神经元急性严重损伤，瘫痪开始为弛缓性，之后转为痉挛性	无
神经传导、肌电图	正常	显示神经传导减低
肌肉萎缩	不明显	早期出现萎缩

【名师助记】

上、下运动神经元损伤鉴别打油诗：

中枢神经是硬瘫，张力增高肌痉挛。
腱反亢进浅反消，病理反射明诊断。
肌肉尚未受影响，肌电正常无萎缩。
一旦急性受损伤，先软后硬君莫忘。
周围神经弛张瘫，肌力降低反射无。
不再引出浅反射，病理反射见不着。
肌肉萎缩常可见，电位传导显降低。
上下损伤是重点，考生务必记心头。

1. 浅反射与深反射

（1）浅反射：刺激皮肤、黏膜、角膜等引起的肌肉快速收缩反应，包括角膜反射、咽反射、腹壁反射、提睾反射、跖反射、肛门反射等。

（2）深反射：刺激骨膜、肌腱引起的反射，是通过深部感受器完成的，包括肱二头肌反射、肱三头肌反射、桡骨膜反射、膝反射、踝反射、病理反射。

2. 病理反射　病理状态下出现的反射，提示锥体束损害。1 岁以下婴儿由于锥体束未发育成熟，病理

反射阳性；昏迷、深睡、使用大量镇静剂后，锥体束功能受抑制，病理反射亦可呈阳性。常见病理征见表 3-2。

表 3-2　神经系统检查常见病理征

名称	检查方法	阳性反应
Babinski 征	用针在足底外侧自后向前划过	踇趾背屈，余各趾扇形散开
Chaddock 征	用针划过足部外踝处	踇趾背屈
Oppenheim 征	以拇指用力沿胫骨自上而下擦过	踇趾背屈
Gordon 征	用手捏压腓肠肌	踇趾背屈

（二）上、下运动神经元的定位诊断

1. 上运动神经元瘫痪的定位诊断

（1）大脑皮质：病变多表现为单瘫，即对侧上、下肢或面部瘫痪。如果是刺激性病变，对侧躯干相应部位出现局限性阵发性抽搐，称杰克逊癫痫，抽搐按运动皮质代表区的排列次序进行扩散，始发部位常为口角、拇指及示指。

（2）内囊：病变多表现为偏瘫。内囊损伤表现为经典的“三偏”症状：对侧偏瘫（皮质脊髓束、皮质核束损伤）、对侧偏盲（视辐射受损，双眼病灶对侧视野缺失）、对侧偏身感觉障碍（深、浅感觉障碍，丘脑中央辐射受损）。

（3）脑干：病变多表现为交叉瘫，即同侧本平面脑神经的周围性瘫痪和对侧躯体的中枢性瘫痪。

（4）脊髓：①颈膨大以上病变——中枢性四肢瘫痪；②颈膨大（$C_5 \sim T_1$）病变——上肢周围性瘫痪和下肢中枢性瘫痪；③胸段脊髓病变——双下肢中枢性瘫痪；④腰膨大（$L_1 \sim S_2$）病变——双下肢周围性瘫痪；⑤脊髓半侧损害——病变侧肢体的中枢性瘫痪、深感

觉障碍及对侧肢体的痛温觉障碍(Brown-Séquard 综合征)。

2. 下运动神经元瘫痪的定位诊断 ①脊髓前角、前根病变——节段性分布的周围性瘫痪,无感觉障碍;②神经丛病变——一个肢体的多数周围神经瘫痪,感觉障碍,自主神经功能障碍;③周围神经——与周围神经支配分布一致的瘫痪和感觉障碍。

【名师助记】

中枢神经损害性瘫痪定位诊断打油诗:

皮质损伤多单瘫;内囊损伤为偏瘫;

脑干损伤交叉瘫;上颈损伤四肢瘫;

上软下硬颈膨大;胸髓损伤硬截瘫;

腰膨大处软截瘫;圆锥病变性便难。

(三)锥体外系统损害

锥体束以外的所有运动神经核及运动神经传导束称为椎体外系统。椎体外系统的主要组成部分为基底核,其主要组成成分为纹状体。

1. 锥体外系性肌张力增强(肌强直) 伸肌和屈肌肌张力均增强,为“铅管样强直”;肌强直兼震颤时,有“齿轮样强直”。

2. 震颤 ①静止性震颤:肢体完全被支撑消除重力影响下,并且相应肌肉没有自主收缩时产生的震颤(帕金森病症状);②位置性震颤:肢体或躯体某一部位抵抗重力维持某种姿势时发生的震颤;③动作性震颤:肢体任何形式的运动中的震颤。

3. 舞蹈样动作 发生于面部、肢体及躯干的迅速多变、无目的、无规律的不自主动作,呈舞蹈样(亨廷顿病症状)。做随意运动或情绪激动时加重,安静时减轻,入睡后消失。

4. 手足徐动 手指或足趾间歇、缓慢、扭曲、伸展动作。

5. 肌张力障碍　主动肌和拮抗肌不协调地、间歇持续地收缩造成的不自主运动和异常扭转姿势。颈部肌张力障碍可致痉挛性斜颈；全身性肌张力障碍可致扭转痉挛。

6. 抽动症　反复而突然发生的迅速、固定或游走的非节律不自主运动或发声，一定时间内能控制。

（四）小脑损伤

1. 小脑功能　①小脑蚓部为躯干代表区；②小脑半球为四肢特别是远端部的代表区。

2. 小脑损伤的典型临床表现

（1）蚓部损伤：躯干的共济失调。例如，站立不稳、摇晃跌倒，呈闭目难立征（Romberg 征）阳性，行走时两脚分开、步态蹒跚、左右摇摆，呈醉汉步态。

（2）一侧小脑半球损伤：同侧肢体性共济失调。上肢比下肢重，远端比近端重，精细运动比粗略运动重。运动过度（辨距不良），指鼻试验、跟膝胫试验、轮替动作等呈不正确、不灵活或笨拙反应，写字常过大。发音肌共济失调，有吟诗状言语等。动作性震颤、意向性震颤、眼球位置性震颤也为小脑病变特征。

二、感觉系统

（一）浅感觉和深感觉传导

1. 浅感觉和深感觉

（1）浅感觉：痛、温、触、压觉，感受器是皮肤、黏膜。

（2）深感觉：又叫本体感觉，包括位置觉、运动觉和振动觉，感受器为肌肉、肌腱和关节。

2. 感觉传导　一般由三级神经元组成（表 3-3）。行程中一般有一次交叉，一侧半球接受对侧半身感觉冲动。深感觉传导束在延髓交叉，浅感觉传导束在脊髓白质前连合交叉，即浅感觉先交叉后上行，深感觉先上行后交叉。

表 3-3 感觉传导的三级神经元组成

感觉类型	第一级神经元	第二级神经元	第三级神经元
躯干和四肢浅感觉	脊神经节	后角细胞	丘脑腹后外侧核
躯干和四肢深感觉	脊神经节	薄、楔束核	丘脑腹后外侧核
头面部浅感觉	三叉神经节	三叉神经脊束核	丘脑腹后内侧核
听觉	蜗神经节	蜗核	内侧膝状体
视觉	双极细胞	节细胞	外侧膝状体

（二）感觉障碍的临床表现

1. 抑制性症状(阴性)

(1) 感觉缺失:有痛觉缺失、温度觉缺失、触觉缺失和深感觉缺失等。

完全性感觉缺失:同一部位各种感觉均缺失。

分离性感觉缺失:同一部位只有某种感觉缺失而其他感觉保存。

(2) 感觉减退:对刺激的感受程度和能力下降。

2. 刺激性症状(阳性)

(1) 感觉过敏:轻微的刺激即引起强烈的感觉。

(2) 感觉倒错:对刺激的认识倒错,如把冷觉刺激误为热觉刺激。

(3) 感觉过度:需经一潜伏期才能感到强烈的、定位不明确的不适感觉,并感到刺激向周围扩散,持续一段时间。

(4) 感觉异常:没有外界刺激而自发的感觉,如麻木感、蚁行感等。

(5) 疼痛:常见的疼痛有局部痛、放射痛、扩散性痛等。

（三）感觉障碍的定位诊断

1. 周围神经 ①末梢受损：对称性四肢远端的各种感觉减退，呈手套或袜套型，如糖尿病周围神经病变；②某一神经干受损：支配区域的条块状各种感觉障碍，如坐骨神经损伤。

2. 后根 受损后支配区单侧节段性带状分布的各种感觉缺失或减退，可伴神经根痛。

3. 脊髓 ①后角损害：分离性感觉障碍（节段性分布的痛觉、温度觉障碍，但深感觉和触觉存在）；②脊髓半切综合征：脊髓半切损伤，受损节段平面以下同侧深感觉缺失，对侧痛、温觉缺失；③脊髓横贯性病变：病变平面以下的全部感觉丧失，同时有截瘫或四肢瘫、大小便功能障碍。

4. 脑干 ①延髓外侧和脑桥下部病变：对侧半身、同侧面部痛、温度觉缺失（交叉性感觉障碍）；②一侧脑桥上部和中脑内侧丘系病变：对侧偏身和面部感觉障碍。

5. 丘脑 受损后对侧偏身感觉减退或缺失，伴自发性疼痛和感觉过度。

6. 内囊 受损后对侧偏身感觉减退或缺失，常伴偏瘫或偏盲。

7. 皮质 受损后对侧单个上肢或下肢分布的感觉减退或消失（特点为复合性感觉障碍）；皮质感觉中枢的刺激性病灶受损可引起感觉型癫痫发作。

三、脑神经

（一）视神经

1. 解剖生理 由视网膜神经节细胞轴突聚集而成。鼻侧纤维交叉至对侧，颞侧纤维不交叉，合成视束，到达外侧膝状体。换神经元后发出纤维形成视辐射,终止于枕叶视皮质中枢。

2. 损伤后临床表现

(1) 视神经:病变或损伤可致该眼全盲,瞳孔直接对光反应消失,间接对光反应存在。

(2) 视交叉:视交叉正中部损伤(破坏鼻侧纤维)可导致双眼颞侧偏盲。

(3) 视束:一侧损伤可致双眼对侧视野同向偏盲,偏盲侧瞳孔直接对光反应消失。

(4) 视辐射:①下部(颞叶)受损,双眼对侧视野同向上象限盲;②上部(顶叶)受损,双眼对侧视野同向下象限盲;③完全受损,双眼对侧视野同向偏盲,偏盲侧瞳孔对光反射存在,视野中心部保存(黄斑回避)。

(5) 枕叶视中枢:一侧损伤可致对侧同向偏盲及视觉失认。刺激性病变可致视幻觉;破坏性病变多出现不完全的视野缺损。

(二) 动眼神经

1. 解剖生理　动眼神经核外侧核发出的纤维支配上睑提肌、上直肌、下直肌、内直肌、下斜肌;正中核发出的纤维支配两眼内直肌(司辐辏运动);动眼神经副核发出的纤维支配瞳孔括约肌和睫状肌,调节瞳孔缩小或晶体变厚而视近物。

2. 损伤后临床表现　上睑下垂,外斜视,复视,瞳孔散大,光反应及调节反应消失,眼球不能向上、向内运动,向下运动也受限。

(三) 展神经

1. 解剖生理　分布于外直肌。

2. 损伤后临床表现　内斜视,眼球不能向外侧转动,有复视。

(四) 滑车神经

1. 解剖生理　分布于上斜肌,使眼球向外下运动。

2. 损伤后临床表现　上斜肌麻痹，眼球向下向外运动减弱，有复视。

（五）三叉神经

1. 解剖生理

（1）感觉神经纤维：发自三叉神经半月节，周围支分布于头皮前部和面部皮肤以及眼、鼻、口腔内黏膜。

（2）运动神经纤维：支配咀嚼肌、鼓膜张肌等。

2. 损伤后临床表现

（1）周围性损害：同侧面部感觉障碍，角膜反射消失，咀嚼肌瘫痪，张口时下颌向患侧偏斜。

（2）核性损害：脊束核部分损害，可出现节段性分布的面部洋葱皮样分离性感觉缺失（痛、温觉缺失，触觉和深感觉存在）。

（六）面神经

1. 解剖生理

（1）运动神经纤维：支配除咀嚼肌和上睑提肌以外的面部肌肉以及耳部肌、枕肌、颈阔肌、镫骨肌等。支配面上部肌肉的神经元受双侧皮质脑干束控制，支配面下部肌肉的神经元受对侧皮质脑干束控制，故一侧皮质损伤不影响面上部肌肉，但对侧面下部肌肉可有瘫痪。

（2）感觉神经纤维：味觉纤维止于舌前 2/3 的味蕾。

（3）副交感神经纤维：支配涎腺和泪腺的分泌。

2. 损伤后的临床表现　面神经损伤根据不同部位分为中枢性面瘫和周围性面瘫，二者的区别见表 3-4。

表 3-4 周围性面瘫和中枢性面瘫的鉴别

鉴别要点	周围性面瘫	中枢性面瘫
损伤部位	面神经核或核以下周围神经	面神经核以上至大脑皮质中枢之间
症状表现	患侧鼻唇沟变浅，口角下垂并偏向健侧，额纹变浅或消失，不能蹙眉，眼睑不能闭合，眼裂变大，鼓腮漏气等，可伴有听觉改变、舌前 2/3 的味觉减退以及唾液分泌障碍	病变对侧睑裂以下的颜面表情肌瘫痪，即鼻唇沟变浅和口角下垂，皱额、蹙眉、闭目动作无障碍，无味觉减退等，常伴面瘫同侧肢体瘫痪
常见病因	面神经炎症	脑血管病或肿瘤
面瘫程度及恢复情况	较重，恢复缓慢	较轻，恢复较快

（七）舌咽神经和迷走神经

1. 解剖生理

（1）舌咽神经：特殊内脏感觉神经纤维支配舌后 1/3 味蕾；特殊内脏运动神经纤维与迷走神经共同完成吞咽动作；副交感神经纤维支配腮腺分泌。

（2）迷走神经：特殊内脏运动神经纤维支配软腭、咽及喉部横纹肌；副交感神经纤维起自迷走神经背核，分布于胸、腹腔脏器，控制平滑肌、心肌和腺体活动。

（3）迷走神经、舌咽神经受双侧支配。

2. 损伤后临床表现　舌咽神经、迷走神经损伤可引起声音嘶哑或说话鼻音、吞咽困难、饮水呛咳。检查可见患侧的软腭弓较低，腭垂偏向健侧，咽反射消失。一侧皮质脑干束损害不引起临床症状，双侧损害才出现假性延髓麻痹的症状。

【仿真自测】

1. 左上睑下垂,左眼内收及上、下视受限,左瞳孔散大,直接、间接对光反射均消失,病变部位是
   A. 视神经　B. 展神经
   C. 动眼神经　D. 三叉神经
   E. 滑车神经
2. 提示上运动神经元损害最有意义的体征是
   A. 瘫痪肌肉不萎缩　B. 病理征阳性
   C. 腱反射减弱　D. 浅反射消失
   E. 肌张力正常
3. 脊髓前角运动细胞病变时出现的症状是
   A. 相应节段支配肌的中枢性瘫痪,无感觉障碍
   B. 周围神经支配区肌的周围性瘫痪,无感觉障碍
   C. 周围神经支配区肌的周围性瘫痪,有感觉障碍
   D. 相应节段支配肌的周围性瘫痪,无感觉障碍
   E. 相应节段支配肌的周围性瘫痪,有感觉障碍

(4~6题共用备选答案)
   A. 眼裂正常,瞳孔扩大,直接对光反射迟钝
   B. 眼裂扩大,瞳孔缩小,直接对光反射正常
   C. 眼裂变小,瞳孔缩小,直接对光反射正常
   D. 眼裂变小,瞳孔正常,直接对光反射正常
   E. 眼裂变小,瞳孔扩大,直接对光反射消失
4. 动脉瘤性动眼神经麻痹的临床表现是
5. 霍纳综合征的临床表现是
6. 重症肌无力眼肌型的临床表现是

[答案] 1. C　2. B　3. D　4. E　5. C　6. D

第二节 周围神经病

【自测摸底】

下列症状不符合面神经炎表现的是

A. 患侧额纹消失　　B. 患侧鼻唇沟变浅

C. 患侧不能闭眼　　D. 患侧不能鼓腮

E. 常伴有偏瘫

【名师精讲】

一、特发性面神经麻痹

（一）病因

本病又称特发性贝尔(Bell)麻痹。病因未完全明确。由于骨性面神经管仅能容纳面神经通过,一旦面神经发生炎症水肿,则会导致面神经受压。病毒(如单纯疱疹病毒)感染是重要原因。

（二）临床表现

任何年龄均可发病,男性略多。

1. 症状　急性起病,数小时或1~3天内达高峰。病初可有麻痹侧耳后或下颌角后疼痛。主要症状为一侧面部表情肌瘫痪,不能皱额、蹙眉,眼裂不能闭合或闭合不全。

临床表现随面神经受损部位不同而有所不同。鼓索受累时,除有典型的周围性面瘫症状外,还会出现舌前2/3味觉障碍。膝状神经节受累时,除有周围性面瘫、舌前2/3味觉障碍、听觉过敏外,还有乳突部疼痛、耳郭和外耳道感觉迟钝、外耳道和鼓膜出现疱疹,称为Ramsay-Hunt综合征,常为水痘-带状疱疹病毒感染所致。

2. 查体　患侧鼻唇沟变浅,口角下垂,露齿时口角歪向健侧,鼓气或吹口哨时漏气,试闭眼时,患侧眼球转向上外方而露出白色巩膜(贝尔现象)。

（三）诊断与鉴别诊断

1. 诊断 急性起病的周围性面瘫临床表现(上述临床表现)。

2. 鉴别诊断 本病主要与急性炎性脱髓鞘性多发性神经病鉴别,后者表现为双侧性周围性面瘫,有对称性肢体瘫痪及脑脊液蛋白-细胞分离现象。

（四）治疗

1. 糖皮质激素 急性期应用可减轻水肿,改善局部循环。可静脉滴注地塞米松或口服泼尼松。

2. 抗病毒药物 由带状疱疹引起者,可口服阿昔洛韦。

3. 维生素B族 可给予维生素B_1、B_{12}肌内注射,促进髓鞘恢复。

4. 理疗 茎乳孔附近红外线照射或超短波透热疗法。

5. 护理 眼裂不能闭合者,可用眼罩、眼膏保护角膜。

二、急性炎性脱髓鞘性多发性神经病

本病又称吉兰-巴雷综合征。

（一）病因

患者病前多有非特异性细菌、病毒等感染史(前驱感染史),最常见的为空肠弯曲菌、巨细胞病毒感染。

（二）临床表现

急性或亚急性起病,半数以上患者病前1~3周常有呼吸道或胃肠道感染症状,少数有疫苗接种史。

1. 症状

(1) 运动障碍:首发症状常为四肢对称性无力;可有弛缓性瘫痪,腱反射减弱或消失;病理反射阴性。

严重者可累及肋间肌和膈肌致呼吸肌麻痹。

（2）感觉障碍：多有肢体感觉异常（烧灼感、麻木、刺痛或不适感）和/或手套、袜套型感觉减退，症状较轻。

（3）脑神经受累：以双侧面神经麻痹最常见，其次为舌咽神经、迷走神经麻痹。

（4）自主神经功能紊乱：出汗增多，皮肤潮红、手足肿胀及营养障碍、心律失常、直立性低血压、尿便障碍或血压增高。

2. 辅助检查

（1）脑脊液：典型的蛋白-细胞分离（蛋白含量增高，细胞数目正常）。

（2）肌电图：运动神经传导速度早期正常，数周后逐渐减慢，潜伏期延长，动作电位幅度下降。

（三）诊断与鉴别诊断

1. 诊断 病前1~3周有感染史+急性或亚急性起病+四肢对称性弛缓性瘫痪+脑神经损害+脑脊液蛋白-细胞分离现象+肌电图电生理改变。

2. 鉴别诊断

（1）急性脊髓灰质炎：①急性起病的肢体弛缓性瘫痪，伴发热，不对称的节段性肌肉瘫痪，无感觉障碍；②脑脊液蛋白及细胞均增多；③运动神经传导速度正常，波幅降低，肌电图失神经支配现象。

（2）重症肌无力：起病缓慢的四肢无力，有病态疲劳性、每日波动性，新斯的明试验阳性。

（3）低钾性周期性瘫痪：有类似发作史，无感觉障碍与脑神经损害，脑脊液正常，血钾低。

（4）Fisher综合征：是一种特殊的吉兰-巴雷综合征，以眼肌麻痹、共济失调和腱反射消失为主要临床特点。

（四）治疗

1. 治疗原则 对症、支持疗法和针对病因治疗，如血浆置换、免疫球蛋白静脉注射。

2. 呼吸麻痹的处理　是降低本病死亡率的关键。

(1) 保持呼吸道通畅。

(2) 密切观察呼吸困难的程度、肺活量和血气分析改变。如有缺氧症状,及早使用呼吸器。

1) 呼吸器使用指征:肺活量降低至20~25ml/kg体重或以下,血氧饱和度下降,动脉血氧分压<90mmHg。

2) 方式:先用气管内插管,如1天以上无好转,则行气管切开,外接呼吸器。

【名师助记】

1. 脑脊液正常蛋白含量为0.15~0.45g/L,细胞数为$(0\sim5)\times10^6$/L。

2. 神经系统疾病中有两种疾病有蛋白-细胞分离现象,一个是吉兰-巴雷综合征,另一个是脊髓压迫症。

3. 吉兰-巴雷综合征诊断病前1~3周有感染史+急性或亚急性起病+四肢对称性弛缓性瘫痪+脑神经损害+脑脊液蛋白-细胞分离现象+肌电图电生理改变。

【仿真自测】

1. 男,15岁。四肢无力3天,伴吞咽困难1天。大小便正常。1周前腹泻2次,自服药物治疗好转。查体:神志清楚,构音障碍,双侧闭目无力、鼻唇沟浅、鼓腮不能,软腭上抬无力,咽反射迟钝,腱反射消失,病理征未引出,双侧手套-袜套样感觉减退,腓肠肌压痛(+)。患者最可能的诊断是

A. 吉兰-巴雷综合征　B. 重症肌无力

C. 周期性瘫痪　D. 急性脊髓灰质炎

E. 多发性肌炎

[答案] 1. A

2. Fisher 综合征最主要的临床特征是
   A. 双侧对称性眼外肌和面肌麻痹
   B. 由下肢逐渐向上肢进展的对称性弛缓性瘫痪
   C. 眼外肌麻痹、共济失调、腱反射消失
   D. 四肢弛缓性瘫痪伴眼外肌麻痹
   E. 四肢对称性弛缓性瘫痪伴双侧面瘫

（3~4 题共用备选答案）
   A. 托吡酯　　B. 卡马西平
   C. 乙琥胺　　D. 左乙拉西坦
   E. 氯硝西泮

3. 预防慢性偏头痛的药物是
4. 治疗癫痫失神发作的首选药物是

第三节 脊 髓 病 变

【自测摸底】

男，28 岁。双下肢进行性无力 3 天。现无法上楼，尿潴留，视物模糊，视力下降。有冶游史，2 周前感冒。查体：第 4 胸椎平面以下深、浅感觉消失。双下肢肌力 2 级，腱反射消失，Babinski 征阳性。中心视野缺损，眼球运动正常。MRI 示胸 4~9 脊髓略增粗，T_2 加权像见条索状高信号。最可能的诊断是
   A. 脊髓内肿瘤
   B. 脊髓血管畸形
   C. 压迫性脊髓病（颈椎骨质增生）
   D. 视神经脊髓炎
   E. 脊髓痨

［答案］2. C　3. A　4. C

【名师精讲】

视神经脊髓炎

本病是一种独特的中枢神经系统炎性脱髓鞘性疾病，主要累及视神经和脊髓，导致严重的神经功能损害。

（一）病因

体内产生的抗水通道蛋白-4 抗体（AQP4-Ig）介导的一系列自身免疫反应。

（二）临床表现

1. 视觉障碍

（1）症状：球后疼痛，转眼时明显，之后视物模糊、视力下降，可同时累及双眼或单眼交替受累。

（2）查体：视力下降，中心视野缺损，眼球运动正常；眼底急性期有视神经炎症改变，后期有视神经萎缩改变。

2. 脊髓功能障碍

（1）症状：典型者有急性发生的双下肢瘫痪、感觉缺失和尿潴留，1~3 天内达到高峰。胸段脊髓损害最多见，可在起病时出现由下向上的感觉异常或胸腹部束带感。

（2）查体：肢体肌张力低，肌力下降，腱反射减弱（脊髓休克的表现），数周后肌张力高、腱反射亢进、病理征阳性，若病变累及颈髓可有四肢瘫痪。

（三）治疗

1. 急性期　大剂量甲泼尼龙冲击治疗（1 000~1 500mg/d，3~5 天）为主，之后根据情况逐渐减量，不推荐长期小剂量维持。皮质激素治疗效果差者，可考虑使用血浆置换（3~5 次）或静脉用免疫球蛋白。

2. 恢复期　尽早进行康复训练。

【名师助记】

视神经脊髓炎诊断：视觉障碍+脊髓功能障碍。

【仿真自测】

一侧第5颈椎平面以下痛觉完全消失，对侧深感觉消失，病变部位是

A. 脊髓横贯　　B. 脊髓后根
C. 脊髓半侧　　D. 脊髓前联合
E. 脊髓后角

第四节 颅 脑 损 伤

【自测摸底】

1. 男，35岁。车祸伤及头部，伤后出现左侧鼻唇沟变浅，鼻出血，左耳听力下降，左外耳道流出淡血性液体。诊断首先考虑为
A. 颅前窝骨折　　B. 颅中窝骨折
C. 颅后窝骨折　　D. 左颞骨骨折
E. 脑震荡
2. 男，37岁。骑自行车时不慎头撞树上，受伤后昏迷，2分钟后自行清醒，清醒后不能回忆受伤情况。脑CT未见异常。该患者最可能的诊断是
A. 硬膜下血肿　　B. 硬膜外血肿
C. 脑震荡　　D. 脑挫裂伤
E. 脑干损伤

（3~5题共用题干）

男，17岁。骑摩托车时不慎摔倒，左颞顶着力，短暂昏迷后清醒。伤后30分钟送到医院，急诊头颅CT检查示左颞顶颅骨骨折。2小时后头痛加剧，逐渐昏迷，左侧瞳孔散大，右侧肢体瘫痪。

［答案］C

3. 为明确诊断,应首选的检查是
   A. 颅骨以及颈部正、侧位 X 线片
   B. 颈部 CT
   C. 头颅 MRI
   D. 脑电图
   E. 头颅 CT
4. 首先考虑的诊断是
   A. 颈椎损伤、颈髓受压
   B. 脑挫裂伤、脑干损伤
   C. 急性硬脑膜外血肿、小脑幕裂孔疝
   D. 急性硬脑膜下血肿、脑挫裂伤
   E. 急性硬脑膜下血肿、枕骨大孔疝
5. 应采取的有效治疗措施是
   A. 立即收入病房,观察生命体征变化
   B. 应用抗生素
   C. 急诊行血肿清除减压术
   D. 立即应用降颅内压药物
   E. 急诊行颈椎牵引术

【名师精讲】

一、头皮损伤

（一）头皮血肿

1. 较小的血肿一般无须特殊治疗,多在 1~2 周内自行吸收而愈。巨大血肿可能 4~6 周才吸收。

2. 对于同时涉及额、顶、枕部范围过大的血肿,尤其是婴幼儿,可在严格消毒的情形下穿刺抽吸后加压包扎。

（二）头皮裂伤

1. 可由锐器或钝器伤所致。

2. 因头皮血管丰富，出血较多，可引起出血性休克。

3. 压迫止血，清创缝合（头皮血供丰富，可放宽至24小时）。发现有脑脊液或脑组织外溢，须按开放性脑损伤处理。

（三）头皮撕脱伤

1. 多因头发受机械牵拉使大块头皮自帽状腱膜下层或连同颅骨骨膜被撕脱所致。

2. 在压迫止血、防治休克、清创、抗感染的前提下行植皮术。

二、颅骨骨折

（一）分类

颅骨骨折分为线形骨折和凹陷骨折。

（二）诊断与治疗

1. 颅骨线形骨折的诊断依据

（1）颅盖骨线形骨折发生率最高。

（2）诊断依据：头部外伤史+颅骨X线片检查（主要依据）或CT。

2. 颅骨凹陷骨折的手术指征 ①合并脑损伤或大面积骨折片陷入颅腔，引起颅内压增高。②骨折片压迫脑重要部位引起神经功能障碍，如偏瘫、癫痫等。③在非重要功能区，凹陷深度超过1cm。④位于大静脉窦的凹陷骨折，若无颅内压增高，不宜手术；必须手术时，术前和术中做好处理大出血的准备。⑤开放性骨折的碎骨片易致感染，需全部去除。

3. 颅底骨折的临床表现与处理

（1）颅底骨折三大临床表现：①耳、鼻出血或脑脊液漏；②皮下或黏膜下瘀斑；③相应的脑神经损伤症状。

（2）颅底不同部位骨折的临床表现（表3-5）。

表 3-5　颅底不同部位骨折的临床表现

临床表现	颅前窝骨折	颅中窝骨折	颅后窝骨折
脑脊液漏	鼻漏	鼻漏和耳漏	无
瘀斑部位	眶周、球结膜下（“熊猫眼”征）	乳突区	乳突部和枕下部（Battle 征）
可能累及的脑神经	嗅神经、视神经	颞骨岩部骨折常损伤面神经（可致面瘫）、听神经；中线骨折常累及视神经、动眼神经、滑车神经、三叉神经和展神经	中线骨折可损伤舌咽神经、迷走神经、副神经和舌下神经

（3）颅底骨折的处理：①颅底骨折多为内开放性脑损伤，对有出血或脑脊液漏者严禁堵塞；②保持耳、鼻孔清洁；③严禁擤鼻，尽量避免打喷嚏、咳嗽等动作；④脑脊液漏期间给予抗生素预防感染；⑤将患者取头高位卧床；⑥超过 1 个月脑脊液漏仍无停止趋势，应考虑开颅修补硬脑膜；⑦对伤后视力减退，疑为碎骨片挫伤或血肿压迫视神经者，应争取在 12 小时内行视神经探查减压术。

【名师助记】

颅底骨折记忆要点：

前窝损伤熊猫眼，一嗅二视受影响。

中窝瘀斑乳突区，面听神经也损伤。

后窝损伤 Battle 征，舌下、舌咽被损伤。

三、脑损伤

（一）脑震荡

1. 脑震荡的诊断

（1）症状：一过性意识障碍及逆行性遗忘（清醒后不能回忆受伤当时甚至伤前一段时间内的情况），常为几分钟，一般不超30分钟。伤后可有头痛、头晕、疲劳、乏力、恶心、呕吐、厌食、失眠、注意力不集中等症状。

（2）查体：严重者受伤时可出现面色苍白、冷汗、血压下降、脉搏微弱、呼吸加快、体温下降。神经系统体征阴性。

（3）辅助检查：脑脊液、头颅X线片和CT检查正常。

2. 脑震荡的治疗　无须特殊处理，卧床休息1~2周，适当给予镇静、镇痛等对症处理。

（二）脑挫裂伤

1. 脑挫裂伤的临床表现

（1）意识障碍：受伤当时即出现，其程度和持续时间与脑挫裂伤的程度、范围直接相关，绝大多数在数分钟到数小时、数天、数月以上，重症者可长期持续昏迷。

（2）局灶症状与体征：受伤当时立即出现相应的神经功能障碍和体征。可有抽搐、瘫痪等。

（3）头痛、头晕、恶心、呕吐等：伤后出现，1~2周内明显。

（4）颅内压增高和脑疝：继发脑水肿或颅内血肿所致，使早期的意识障碍或瘫痪程度有所加重。

（5）辅助检查：脑CT可见低密度区内有散在点、片状高密度出血影。

2. 脑挫裂伤的治疗

（1）轻型者的治疗同脑震荡。

（2）中型者需住院治疗，包括卧床、伤后24小时观察生命体征变化。

（3）重型者需要注重体位和脱水、激素的应用；保持呼吸道通畅，昏迷患者可酌情考虑高压氧治疗；合理使用抗生素。

【名师助记】

脑外伤，除想不起受伤当时情形以外，其他症状都没有——脑震荡。

脑外伤+定位体征+脑CT散在点、片状高密度出血影——脑挫裂伤。

四、颅内血肿

（一）硬膜外血肿

硬脑膜外血肿的临床表现：

（1）外伤史：颅盖骨，特别是颞部的直接暴力。

（2）意识障碍：血肿本身引起的意识障碍为脑疝所致，通常在伤后数小时至1~2天。受原发性脑挫伤的影响，意识障碍有三种类型。

1）原发性脑损伤轻，或原发性脑损伤很局限，早期无意识障碍，血肿引起脑疝时才有意识障碍。

2）原发性脑损伤略重（脑震荡或脑挫裂伤），最初昏迷很短，而血肿形成又不是很迅速，则最初脑震荡引起的昏迷和血肿出现脑疝引起的昏迷之间有一段时间的中间清醒期。

3）原发性脑损伤很重，或血肿形成速度很快，伤后昏迷进行性加重或持续昏迷，无中间清醒期，可有中间好转期，但未及清醒又昏迷。

（3）瞳孔改变：硬脑膜外血肿导致的颅内压升高达到一定程度则形成脑疝，出现瞳孔的变化。瞳孔变化与小脑幕切疝的形成有关系，开始瞳孔缩小，后期扩大。

（4）颅内压增高：头痛、呕吐。

（5）神经系统体征：早期出现时如无进行性加

重,则表示为脑挫裂伤的局灶体征;如果进行性加重出现小脑幕裂孔疝,则可出现对侧肢体瘫痪和对侧锥体束征。

(6) CT 检查:颅骨内板与脑表面之间有双凸透镜形或弓形高密度影。

(二)硬脑膜下血肿

1. 急性硬脑膜下血肿的临床表现

(1) 多并存原发脑挫裂伤重,意识障碍突出,昏迷时间长,无中间清醒期。

(2) 较早出现颅内高压和脑疝症状,头痛、呕吐等症状严重。

(3) 外伤后有蛛网膜下腔出血的临床表现。

(4) CT 检查显示颅骨内板与脑表面之间出现新月形或半月形高密度、等密度或混合密度影,有助于确诊。

2. 慢性硬脑膜下血肿的临床表现

(1) 好发于 50 岁以上的中老年人,常仅有轻微头部受伤史,症状常在伤后 3 周以上出现。

(2) 慢性颅内压增高症状,如头痛、呕吐和视盘水肿等。

(3) 压迫所致的局灶症状和体征。

(4) 脑萎缩、脑供血不足的症状。

(5) CT 检查显示颅骨内板下多个脑叶表面广泛分布的新月形占位性病变,依据病程长短,病变可以是高密度、等密度、混杂密度和低密度。

(三)颅内血肿的手术适应证

1. 伤后表现为进行性颅内压增高,如意识进行性恶化等。

2. 虽经妥善的保守治疗,病情仍旧恶化,甚至出现脑疝者。

3. 颅内压进行性增高。

4. CT 表现为血肿部位出现明显的占位效应，小脑幕上血肿体积>30ml，小脑幕下血肿体积>10ml，或中线结构移位>10mm。

【名师助记】

硬膜外血肿意识障碍的三种类型：①清醒—昏迷；②昏迷—中间清醒期—昏迷；③昏迷。临床以前两种居多。

【仿真自测】

1. 男，28 岁。枕部着地，昏迷 5 分钟后清醒，并自己回到家中，其后出现头痛并逐渐加重伴呕吐，1 小时后不省人事，急送医院。查体：BP 160/90mmHg，脉率 65 次/min，呼吸 15 次/min。浅昏迷，右枕部头皮挫伤。左侧瞳孔 4.0mm，对光反应消失；右侧瞳孔 2.5mm，对光反应存在。最可能的诊断是
   A. 颅脑肿瘤　　B. 颅内血肿
   C. 脑梗死　　D. 蛛网膜下腔出血
   E. 脑挫伤
2. 男，35 岁。头部外伤后昏迷 1 小时，出现右侧肢体瘫痪，后逐渐好转。头颅 CT 示颅内有散在高密度影。应考虑为
   A. 脑内血肿
   B. 急性硬脑膜外血肿
   C. 急性硬脑膜下血肿
   D. 脑震荡
   E. 脑挫裂伤

[答案] 1. B　2. E

第五节 脑血管疾病

【自测摸底】

(1~2 题共用题干)

男,68 岁。晨起时发现言语不清,右侧肢体不能活动。既往无类似病史。发病后 2.5 小时查体发现神志清楚,血压 120/80mmHg,失语,右侧中枢性面瘫、舌瘫,右上、下肢肌力 2 级,右半身痛觉减退。颅脑 CT 未见异常。

1. 病变的部位可能是
   A. 左侧大脑前动脉
   B. 右侧大脑前动脉
   C. 左侧大脑中动脉
   D. 右侧大脑中动脉
   E. 椎-基底动脉
2. 病变的性质是
   A. 脑出血
   B. 脑栓塞
   C. 脑肿瘤
   D. 脑血栓形成
   E. 蛛网膜下腔出血

(3~4 题共用备选答案)

   A. 椎-基底动脉血栓形成
   B. 大脑前动脉血栓形成
   C. 大脑中动脉血栓形成
   D. 蛛网膜下腔出血
   E. 小脑出血

3. 有眩晕、眼震、构音障碍、交叉性瘫痪,见于
4. 有偏瘫、同向偏盲、偏身感觉障碍,见于

【名师精讲】

一、短暂性脑缺血发作

（一）概念

短暂性脑缺血发作(TIA)是指脑血管病变引起的短暂性、局限性脑功能缺失或视网膜功能障碍。临床症状一般不超过24小时,不遗留神经功能缺损症状,结构性影像学检查无异常。

（二）临床表现

多见于中老年男性;突发,时间短,每次发作常5~20分钟,多在1小时内恢复,不遗留神经功能缺损;反复发作呈同样局灶症状(刻板样发作)。

（三）定位诊断

1. 颈内动脉系统TIA 主要是瘫和盲。发作性偏瘫或单肢轻瘫多见,优势半球病变可失语。

(1) 大脑中动脉TIA:出现单瘫、偏瘫、面瘫、舌瘫、偏身感觉障碍和对侧同向偏盲,优势半球病变可失语。

(2) 大脑前动脉TIA:人格和情感障碍,对侧下肢无力。

(3) 颈内动脉主干TIA:主要表现为眼动脉交叉瘫(患侧单眼一过性黑矇、失明和/或对侧偏瘫,以及感觉障碍)。

2. 椎-基底动脉系统TIA 最常见的表现是眩晕、平衡障碍、眼球运动异常和复视。特征性症状:①跌倒发作,无意识丧失,可很快自行站起;②双眼视力障碍(一过性黑矇),为双侧大脑后动脉距状支缺血所致。

（四）诊断要点

大多数患者就诊时症状已消失,故诊断需要结合病史。

1. 短暂、可逆、局部脑血液循环障碍,反复发作,每天少则1~2次,多则数十次。

2. 颈内动脉系统或椎-基底动脉系统的症状和体征。

3. 单次发作持续数分钟至 1 小时，症状和体征消失。

4. CT 或 MRI 检查大多数未见异常。

（五）治疗

目的是消除病因，减少或预防发作，保护脑功能。

1. 病因治疗　控制高血压（维持血压在 140/90mmHg 以下），治疗糖尿病、高脂血症、心律失常等。

2. 药物治疗　①抗血小板聚集药：如阿司匹林、氯吡格雷；②抗凝治疗：心源性栓塞性 TIA、频繁发作的 TIA 或椎-基底动脉系统 TIA，可用肝素、华法林（长期治疗选华法林），注意国际标准化比值（INR）控制在 2~3。

【名师助记】

TIA——出现定位症状和体征，很快没事，题目往往给出 CT 无异常。

二、缺血性卒中

缺血性卒中是脑血管疾病最常见的类型。

（一）缺血性卒中的分型

主要采用牛津郡社区卒中研究（OCSP）分型方法。

1. 完全前循环梗死（TACI）　完全大脑中动脉闭塞综合征的表现：①大脑高级神经活动障碍（意识障碍、失语、失算、空间定向力障碍等）；②同向偏盲；③对侧三个部位（面部、上肢与下肢）的运动和/或感觉障碍。

2. 部分前循环梗死（PACI）　上述三联征中的两个，或只有高级神经活动障碍，或感觉/运动障碍但较 TACI 局限。

3. 后循环梗死（POCI）　各种程度的椎-基动脉综合征表现，如同侧脑神经麻痹、对称感觉/运动障碍及小脑功能障碍等。

4. 腔隙性梗死(LACI)　各种腔隙综合征表现，如单纯运动性瘫痪、单纯感觉障碍、共济失调轻偏瘫。

(二) 病因

各种原因引起脑部血液供应障碍，导致脑组织缺血缺氧、坏死，出现相应的神经功能缺损症状。按病因可分为五型：①大动脉粥样硬化型(首要病因)；②心源性栓塞型；③小动脉闭塞型；④其他病因型；⑤不明原因型。

(三) 临床表现

多见于老年人，伴有动脉粥样硬化，或者有心脏瓣膜病史、心房颤动病史等。

1. 症状、体征　不同血管闭塞有相应的临床特点。

(1) 眼动脉闭塞：单眼黑矇。

(2) 大脑前动脉闭塞：①皮质支闭塞，导致对侧下肢运动和感觉障碍，可伴排尿障碍；②深穿支闭塞，导致对侧下面部、舌、上肢瘫痪，下肢受累轻。累及优势半球会出现运动性失语。

(3) 大脑中动脉闭塞：最常见，损害面积最大。

1) 主干闭塞(相对少见)：导致“三偏”症状，即病灶对侧偏瘫(包括中枢性面舌瘫和肢体偏瘫)、偏身感觉障碍和偏盲；优势半球受累可出现完全性失语；梗死面积较大者，可见颅内压增高、意识障碍，甚至死亡。

2) 皮质支闭塞：病灶对侧面部、上下肢瘫痪(上肢较重)和感觉缺失，通常不伴意识障碍。优势半球受累可出现运动性失语；非优势半球受累，可有体象障碍。

3) 深穿支闭塞(较常见)：最常见的是纹状体内囊梗死，表现为对侧中枢性均等性轻偏瘫、对侧偏身感觉障碍，可伴对侧同向偏盲。

(4) 大脑后动脉闭塞:皮质支(距状裂分支)闭塞,导致对侧同向偏盲或象限性盲。

(5) 椎-基底动脉闭塞:血栓性闭塞多发生在基底动脉中部,栓塞性闭塞通常发生在基底动脉尖。主干闭塞主要表现为脑干梗死症状,出现眩晕、眼震、复视、构音障碍、吞咽困难、共济失调、交叉性瘫痪等。

(6) 分水岭梗死:即边缘带梗死,是相邻两血管供血区分界处的梗死。

2. 辅助检查 重点为神经影像学检查。

(1) CT:尽早进行(首选 CT)。梗死早期有时不能发现病灶,但能排除脑出血。发病 6 小时内多正常(所以病例经常出现 CT 未发现异常),24 小时后梗死区出现低密度灶。

(2) MRI:可清晰显示早期缺血性梗死,梗死灶表现为长 T_1(低信号)、长 T_2(高信号)。

(四) 诊断与鉴别诊断

1. 诊断 急性起病+危险因素(高血压、高脂血症、糖尿病、冠心病、TIA、吸烟等)+局灶性神经功能缺损表现+CT 或 MRI 检查。

2. 鉴别诊断 见表 3-6。

表 3-6 缺血性卒中与脑出血、蛛网膜下腔出血的鉴别

鉴别要点	缺血性卒中	脑出血	蛛网膜下腔出血
病因	动脉粥样硬化、小动脉硬化、心源性栓塞、其他	高血压、淀粉样血管病	动脉瘤或动静脉畸形
起病年龄	中老年	中老年	各年龄
发病情况	安静	活动或激动	活动或激动

续表

鉴别要点	缺血性卒中	脑出血	蛛网膜下腔出血
头痛	极少	较多	几乎均有,剧烈,伴呕吐
偏瘫	多	多	几乎无
脑膜刺激征	极少	可有	几乎均有,明显
CT 检查	低密度灶	高密度灶	脑沟、脑池高密度

(五)治疗

1. 血管再通治疗　对适合者,在起病 4.5 小时内应予以静脉注射重组的组织型纤溶酶原激活物(rt-PA)。对无条件开展 rt-PA 静脉溶栓者,可考虑尿激酶。

静脉溶栓的禁忌证:①血压高于 180/110mmHg;②近期有重大手术、脑梗死等情况;③有脑出血、蛛网膜下腔出血史;④有出血倾向或血小板计数低于 $100\times10^9/L$。

2. 抗血小板聚集治疗　未接受溶栓治疗者应尽早或在溶栓治疗 24 小时后行抗血小板聚集治疗。可选择阿司匹林 100~300mg/d,不推荐使用其他抗血小板药物。对轻卒中或 TIA 者,可选择 3 周的阿司匹林(50~100mg)联合氯吡格雷(75mg)治疗(双抗)。

3. 脑水肿和颅内压增高的治疗　可选择甘露醇(首选)、甘油果糖、高渗盐水等短期降低颅内压的药物。对于严重者,需进行去骨瓣减压术。

【名师助记】

1. 缺血性卒中的病因如果是脑血栓形成,常在安静和睡眠时发病，部分患者有动脉粥样硬化病史、TIA前驱症状；如果是脑栓塞，往往有心房颤动病史，起病迅速。

2. 缺血性卒中溶栓治疗的禁忌，简单记忆就是容易出血的情况就是溶栓禁忌证。

三、脑出血

（一）病因

高血压合并动脉硬化是最主要的病因。

（二）临床表现

高血压患者，体力活动或情绪激动（诱因）时发病；发病时血压明显升高；由于颅内压升高，常有头痛、呕吐和不同程度的意识障碍。

1. 基底核区出血　为脑出血最好发的部位，主要病因是高血压，占所有脑出血的60%～70%。

（1）壳核-外囊出血：表现为对侧偏瘫，头、眼向病灶侧偏斜，严重者有意识障碍、偏身感觉障碍、同向偏盲，优势半球病变者有失语。

（2）丘脑-内囊出血：严重者意识障碍突出，有典型的偏瘫、偏身感觉障碍和同向偏盲（“三偏”症状）。与壳核-外囊出血临床表现的差异在于患者的上、下肢瘫痪对等，深、浅感觉均受累。

2. 脑桥出血　多为基底动脉脑桥支破裂所致。一侧少量出血可无意识障碍，表现为交叉性瘫痪和共济失调性偏瘫，两眼向病灶侧凝视麻痹。多数患者为双侧脑桥大量出血，表现为严重意识障碍、四肢瘫痪、双侧针尖样瞳孔和中枢性高热。

3. 小脑出血　发病突然，有眩晕、频繁呕吐、枕部疼痛、病变侧共济失调、眼球震颤。如病情较重，出血量较大，颅内压升高明显，昏迷加深，极易发生枕骨大孔疝。

4. 脑室出血　小量的脑室出血仅有头痛、呕吐、脑膜刺激征，酷似蛛网膜下腔出血；大量的脑室出血常起病急骤，迅速出现昏迷、频繁呕吐、针尖样瞳孔等。

（三）诊断与鉴别诊断

1. 诊断

（1）多有高血压病史。

（2）体力活动或情绪激动时发病（诱因）。

（3）发作时有反复呕吐、头痛和血压升高。

（4）病情进展迅速，出现意识障碍、偏瘫和其他神经系统局灶症状。

（5）辅助检查：CT 或 MRI 检查。急性期：①CT，首选。可见脑高密度血肿，可显示出血部位、出血量、是否破入脑室，动态 CT 检查还能评价出血的进展情况。②MRI，显示小脑和脑干 T_1 加权和 T_2 加权有出血的高信号区。

2. 鉴别诊断

（1）小量脑出血与缺血性卒中相似，CT 可确诊。

（2）重症缺血性卒中有明显高颅内压症状甚至出现脑疝，CT 诊断可鉴别。

（3）意识障碍而局限性神经系统体征不明显，需与可引起意识障碍的全身性疾病鉴别，如肝性脑病、肺性脑病、低血糖。

（四）治疗

安静卧床，脱水降颅内压，调整血压，防止继续出血，加强护理防治并发症。

1. 内科治疗

（1）一般处理：卧床休息（2~4 周），保持呼吸通畅，维持水、电解质平衡和营养、调整血糖。

（2）降低颅内压：脑出血后第 2 天即开始出现脑水肿，3~5 天明显，因而抗脑水肿、降低颅内压是治疗脑出血的重要措施。常用 20% 甘露醇 125~250ml 静脉滴注，每 6~8 小时一次；如有脑疝形成，可加压静脉滴注或静脉注射。

（3）高血压处理：血压过高会增加再出血的危险，但降低血压会影响脑供血。如血压≥180/105mmHg，应积极应用降压药，如呋塞米、尼卡地平、乌拉地尔及酚妥拉明等，使血压维持在略高于发病前水平。降压不宜使用利血平等强降压药，避免舌下含服钙通道阻滞剂（如硝苯地平）。急性期血压急骤下降，表明病情严重，应给予升压药以保证脑供血。

（4）止血治疗：一般不用，如有凝血功能障碍可选用。

2. 外科治疗 高血压颅内血肿手术适应证：①小脑出血血肿>10ml，或直径>3cm者；②基底核中等量以上出血，壳核出血>30ml或颅内压增高明显，有可能形成脑疝者；③脑干受压者应紧急手术清除血肿，否则随时可因脑疝而死亡；④对重症原发性脑室出血或丘脑内侧出血血液大量破入脑室者，可行颅骨钻孔，脑室外引流。

四、蛛网膜下腔出血

各种原因引起的颅内血管破裂，血液流入蛛网膜下腔，称为蛛网膜下腔出血（SAH）。

（一）病因

1. 颅内动脉瘤 最常见的病因。

2. 血管畸形 多见于动静脉畸形、烟雾病等。

3. 血液病、肿瘤等。

（二）临床表现

1. 一般症状、体征

（1）头痛：动脉瘤性SAH为突发的剧烈头痛，但动静脉畸形所致SAH头痛不严重。

（2）脑膜刺激征：颈强直、Kernig征、Brudzinski征，以颈强直多见。

（3）眼部症状：20%的患者眼底可见玻璃体下片

状出血。

(4) 精神症状：25%的患者可出现精神症状。

2. 常见并发症　再出血(主要的急性并发症)、脑血管痉挛(是致残和死亡的主要原因)、急性或亚急性脑积水、癫痫发作。前三种并发症的鉴别见表3-7。

表3-7　蛛网膜下腔出血常见并发症的鉴别

鉴别要点	再出血	脑血管痉挛	急性或亚急性脑积水
典型表现	病情稳定后再次发生剧烈头痛、呕吐、痫性发作、颈强直，Kernig征加重，复查脑脊液为鲜红色	波动性偏瘫或失语	轻者表现为嗜睡、思维缓慢；严重者可表现为颅内压升压（头痛、呕吐、视盘水肿），甚至脑疝
好发时间	病后10~14天	病后3~5天开始发生，5~14天为迟发性血管痉挛高峰期	
防治	绝对卧床休息；调控血压；抗纤溶药物；外科治疗	口服尼莫地平	脑脊液分流术

（三）辅助检查

1. 头颅CT　临床怀疑SAH者首选CT检查，早期敏感性高，可检出90%以上的SAH。大脑外侧裂池、前纵裂池、鞍上池、环池和后纵裂池有高密度出血征象。

2. 头颅MRI　急性蛛网膜下腔出血很难检出。磁共振血管成像(MRA)是非创伤性脑血管成像方法，对头颈及颅内血管性疾病筛选有帮助。

3. 腰椎穿刺 CT扫描不能确诊的,可行腰椎穿刺,肉眼均一血性脑脊液、压力增高,可帮助诊断。

4. 数字减影血管造影(DSA) 一旦明确诊断,需做此检查。可确定动脉瘤大小、部位以及有无血管畸形等病因,为SAH病因诊断的首选。

(四)诊断与鉴别诊断

1. 诊断 根据突发头痛、呕吐、脑膜刺激征阳性,伴或不伴意识障碍,检查无局灶性神经系统体征,应高度怀疑SAH,头颅CT和腰椎穿刺可确诊。

2. 鉴别诊断

(1)高血压脑出血:也可出现血性脑脊液,但高血压脑出血应有明显的局灶性神经体征,如偏瘫、失语等;小脑及尾状核头出血等无明显肢体症状者也易与SAH混淆,CT和DSA可鉴别。

(2)颅内感染:可有头痛、呕吐、脑膜刺激征阳性,但有全身中毒症状,发病有一定过程,脑脊液呈炎性改变。

(3)脑肿瘤、转移瘤:CT可鉴别。

(五)治疗

1. 一般处理 绝对卧床休息4~6周,避免搬动和过早离床。保持大便通畅,避免刺激及导致血压升高的原因,可针对性地应用通便、镇咳、镇静、止痛药物。颅内压升高者可用甘露醇。

2. 病因治疗 如切除动脉瘤、动静脉畸形等。

3. 并发症治疗 参见表3-7。

【名师助记】

1. 动脉瘤性SAH患者常将突发的剧烈头痛性质描述为“一生中最严重的头痛”。

2. CT是诊断SAH的首选检查,DSA是查找病因的首选检查。

3. SAH防止脑血管痉挛选择尼莫地平。

【仿真自测】

1. 男,60 岁。发作性右侧肢体无力伴言语不利 2 天,每次持续 20 分钟后可自行缓解。既往有高血压病史。最可能的诊断是
   A. 部分性癫痫　B. 脑栓塞
   C. 周期性瘫痪　D. 短暂性脑缺血发作
   E. 脑血栓形成
2. 女,38 岁。洗衣时突发右侧肢体活动不灵。查体:意识清楚,失语,二尖瓣区可闻及双期杂音,心律不齐,右侧偏瘫,上肢重于下肢,偏身痛觉减退。首先考虑的诊断是
   A. 脑血栓形成　B. 脑栓塞
   C. 脑出血　D. 蛛网膜下腔出血
   E. 短暂性脑缺血发作
3. 男,73 岁。因登山时突然晕倒而入院治疗。查体:左侧上、下肢瘫痪,腱反射亢进,左侧眼裂以下面瘫,伸舌时舌尖偏向左侧,左半身深、浅感觉消失,双眼左侧半视野缺失,瞳孔对光反射存在。考虑病变的部位是
   A. 左侧中央前、后回　B. 右侧中央前回
   C. 左侧内囊　D. 右侧内囊
   E. 左侧中央后回
4. 男,58 岁。外出途中突然头痛、眩晕,伴呕吐、走路不稳,前来急诊。查体:BP 180/105mmHg,HR 62 次/min,双眼向右水平眼震,右手指鼻不准,右侧跟膝胫试验阳性。最可能的诊断是
   A. 右侧小脑半球出血　B. 脑桥出血
   C. 基底核区出血　D. 左侧小脑半球出血
   E. 右大脑梗死

[答案] 1. D　2. B　3. D　4. A

5. 男,58 岁。2 小时前与人争吵后突发头痛,吐咖啡色液体。查体:BP 190/120mmHg,深昏迷,双侧瞳孔小,四肢瘫,颈有阻力,四肢有阵发性强直表现。诊断为高血压性脑出血,出血部位可能为
   A. 内囊　　B. 额叶
   C. 小脑　　D. 脑室
   E. 枕叶
6. 女,65 岁。突发剧烈头痛后昏迷 1 小时。查体:深昏迷,颈强直,四肢无自主活动,肌张力高,腱反射活跃。头部 CT 示脑沟与脑池高密度影。最可能的诊断是
   A. 短暂性脑缺血发作　　B. 脑栓塞
   C. 脑血栓形成　　D. 蛛网膜下腔出血
   E. 脑出血

第六节 颅内压增高

【自测摸底】

1. 以下因素中,不会引起病理性颅内压增高的是
   A. 脑震荡　　B. 颅内肿瘤
   C. 脑积水　　D. 颅内出血
   E. 狭颅症
2. 急性颅内压增高有脑疝征象时,应立即使用的最佳药物是
   A. 25% 山梨醇　　B. 20% 甘露醇
   C. 50% 葡萄糖　　D. 50% 甘油
   E. 激素

[答案] 5. D　6. D

【名师精讲】

（一）病因

1. 颅内正常内容物增加　脑体积增加（各种原因的脑水肿）、脑脊液增多（脑积水）、颅内血容量增多。

2. 颅内病变占据空间　颅内占位性病变（肿瘤、血肿、囊肿、脓肿等），使颅内空间相对变小。

3. 颅腔容积变小　先天性畸形使颅腔容积变小，如狭颅症、颅底凹陷症。

（二）临床表现

1. 头痛　晨起为重，随压力的增高加重，做用力、咳嗽、弯腰等增加腹压的动作或低头时加重。

2. 呕吐　头痛剧烈时可伴有呕吐，呈喷射状，易发生于餐后。

3. 视盘水肿　是颅内压增高的重要客观体征，表现为视盘充血，边缘模糊不清，中央凹陷消失，视盘隆起，视力减退，视野向心性缩小。

4. 意识障碍和生命体征改变　初期可见嗜睡、反应迟钝，严重者可见昏睡、昏迷、瞳孔散大，甚至脑疝死亡。生命体征变化有血压升高，以收缩压为主，故脉压升高；脉搏徐缓；呼吸不规则；体温升高。

（三）治疗

1. 降颅内压治疗　脱水治疗：暂时未查明原因的患者尽快脱水降颅内压。

（1）口服给药：氢氯噻嗪、乙酰唑胺、氨苯蝶啶、呋塞米。

（2）静脉给药：20%甘露醇（高渗性利尿）为降低颅内压的首选药物，还可选择呋塞米静脉滴注。

2. 辅助治疗

（1）肾上腺皮质激素治疗：应用地塞米松等激素有助于缓解颅内压增高。

（2）冬眠低温疗法或亚低温疗法：有利于降低脑

的新陈代谢率,减少脑组织的氧耗量,防止脑水肿的发生与发展,对降低颅内压也有一定作用。

【名师助记】

颅内压增高三主征:头痛、恶心呕吐、视盘水肿。

【仿真自测】

1. 男,31 岁。头痛进行性加重 1 个月。入院前 3 天出现喷射状呕吐 3 次,抽搐 1 次。查体:神志清楚,双侧视盘水肿,颈软。最可能的诊断是
   A. 颅内压增高
   B. 蛛网膜下腔出血
   C. 脑软化
   D. 陈旧性脑梗死
   E. 脑血管畸形
2. 颅内压增高三联征除头痛、呕吐外,还有
   A. 意识障碍　　B. 视盘水肿
   C. 失语　　D. 偏瘫
   E. 复视

第七节 偏 头 痛

【自测摸底】

女,20 岁。2 年来月经期间发作性双颞剧烈头痛,发作后常有疲劳、倦怠、无力、食欲差。有家族性头痛史。为防再发,应选择的药物是
   A. 苯妥英钠　　B. 卡马西平
   C. 丙戊酸钠　　D. 苯巴比妥
   E. 托吡酯

[答案] 1. A 2. B

【名师精讲】

偏头痛是一组常见头痛类型，为发作性神经-血管功能障碍，以反复发生的偏侧或双侧头痛为特征

（一）临床表现

1. 典型偏头痛（有先兆偏头痛）

（1）前驱症状：先兆发生于头痛数小时至数日前，头部不适、嗜睡、烦躁、抑郁或小便减少。

（2）先兆：视觉先兆常见。暗点、亮光或较复杂的幻觉，持续 5~60 分钟。

（3）头痛：先兆消退后，很快发生头痛。多位于偏侧，逐渐加剧，扩展至半侧头部或整个头部。头痛常为搏动性，伴恶心、呕吐。患者面色苍白，精神萎靡，畏光、畏声。日常动作可使头痛加重。持续 4~72 小时，睡眠后减轻。

2. 普通偏头痛（无先兆偏头痛）　无先兆偏头痛是最常见类型。头痛性质与有先兆偏头痛相似。反复发作的一侧或双侧额颞部疼痛，呈搏动性，常伴有恶心、呕吐、畏光、畏声、出汗、全身不适。

（二）诊断

1. 长期反复发作史。

2. 头痛为中度或重度，多为单侧跳痛。

3. 头痛时常伴恶心、呕吐、畏光、畏声。

4. 体格检查、神经系统检查、辅助检查均无异常。

5. 试用麦角胺制剂止痛有效。

（三）治疗

1. 预防发作　避免诱发因素如紧张、睡眠不足、精神压力等。

2. 发作时治疗　对于不很强烈的发作，可选用阿司匹林、吲哚美辛（消炎痛）、甲芬那酸（甲灭酸）；对于不常发作但很强烈的头痛，可给予咖啡因麦角胺，或选

用 5-$HT_{1B/1D}$ 受体选择性激动剂，如舒马普坦 50mg 口服一次，或佐米曲普坦 2.5mg 口服一次，或利扎曲普坦 10mg 口服一次。

3. 预防性治疗 适用于：①频繁发作者，尤其每月 2 次以上严重头痛，影响生活和工作；②急性期治疗无效或有药物不良反应或禁忌应用药物，无法进行急性期治疗。

药物选择见表 3-8。

表 3-8 偏头痛的药物选择

药物种类	常用药物
β 肾上腺素受体拮抗药	普萘洛尔
抗癫痫药	托吡酯、丙戊酸钠（应从小剂量逐渐加量）
钙通道阻滞药	氟桂利嗪
抗抑郁药	阿米替林、文拉法辛

【仿真自测】

1. 预防慢性偏头痛的药物是

A. 托吡酯　B. 卡马西平
C. 乙琥胺　D. 左乙拉西坦
E. 氯硝西泮

2. 有先兆偏头痛最常见的先兆是

A. 运动先兆　B. 听觉先兆
C. 视觉先兆　D. 言语先兆
E. 感觉先兆

［答案］1. A　2. C

第八节　癫　　痫

【自测摸底】

男,31 岁。夏天突然四肢抽搐、强直,口吐白沫,小便失禁。整个发作约 3 分钟,事后无回忆。发作间歇期查体无异常。最可能的诊断是

A. 晕厥　　B. 癫痫

C. 脑血管意外　　D. 癔症

E. 中暑

【名师精讲】

癫痫是一种因神经元突然异常放电引起的反复发作的短暂的大脑功能失调的慢性疾病。

（一）分类

1. 按病因分类　分为三大类。

（1）特发性癫痫:脑部并无可解释症状的结构变化或代谢异常,可能与遗传因素有关。

（2）症状性癫痫:由脑部病损或代谢障碍所致。

（3）隐源性癫痫:临床表现类似症状性癫痫,但目前的检查手段不能明确病因。

2. 按痫性发作形式分类　分为三型。

（1）部分性发作

1）单纯部分性发作:运动性、感觉性、自主神经性、精神性发作。

2）复杂部分性发作:单纯部分性发作后出现意识障碍。

3）部分性发作继发全面性发作。

（2）全面性发作:失神发作、强直或阵挛或强直-阵挛发作、肌阵挛发作、失张力发作。

（3）不能分类的癫痫样发作。

（二）临床表现

1. 部分性发作

（1）单纯部分性发作：通常无意识障碍。

1）部分运动性发作：指局部肢体的抽动，有时表现为言语中断。

杰克逊（Jackson）癫痫：发作自一侧开始后，按大脑皮质运动区的分布顺序缓慢移动，病灶在对侧中央前回运动区。

2）特殊感觉或躯体感觉性发作：闪光等视幻觉，病灶在枕叶；焦臭味等嗅幻觉，病灶在钩回前部；眩晕发作，病灶在颞叶部；发作性口角、指或趾等区麻或刺感，病灶在对侧中央后回感觉区。

3）精神性发作：主要表现为各种类型的遗忘症、情感异常、错觉、复杂幻觉等。病灶位于边缘系统。

（2）复杂部分性发作：通常有意识变化，开始可为单纯部分发作，出现各种精神症状或特殊感觉症状，后出现意识障碍或自动症和遗忘症。有时一开始便有意识障碍。病灶多在颞叶，故又称为颞叶癫痫。

2. 全面性发作

（1）强直-阵挛发作（大发作）：以意识丧失和全身抽搐为特征，发作开始至意识恢复历时 5~10 分钟，呼吸首先恢复，意识逐渐清醒。醒后感全身酸痛和疲乏，对抽搐全无记忆。

1）强直期：所有的骨骼肌呈持续性收缩。喉部痉挛，发出叫声。

2）阵挛期：震颤幅度增大并延及全身，成为间歇的痉挛，即进入阵挛期（持续 0.5~1 分钟）。每次痉挛都继有短促的肌张力松弛。阵挛频率逐渐减慢，松弛期逐渐延长。呼吸暂时中断，皮肤自苍白转为发绀。瞳孔对光反射和深、浅反射消失，伸性跖反射。

3）惊厥后期：短暂的强直痉挛，牙关紧闭，大、小便失禁。

（2）失神发作（小发作）：脑电图上呈规律和对称的3周/s棘慢波组合。意识短暂中断，持续3~15秒；无先兆和局部症状；发作和终止均突然；每天发作数次至数百次。发作时患者停止当时的活动，呼之不应，两眼瞪视不动，手中持物可坠落，事后立即清醒，对发作无记忆。

（三）辅助检查

1. 脑电图检查　诊断癫痫最重要的辅助检查方法。理论上任何癫痫发作都会有脑电图改变，但由于技术限制，重复3次的阳性率才到52%，因此不能单纯依赖脑电图异常与否来确定是否为癫痫。

2. 神经影像学检查　CT或MRI可确定脑部结构异常或病变，有时可作出病因诊断，如颅内肿瘤、脑蛔虫等。

（四）诊断

1. 判断是否为癫痫

（1）病史：详细而准确的病史是诊断癫痫的主要依据，须向目睹者仔细询问发作过程。

（2）脑电图检查：80%的患者可发现异常。

（3）与假性癫痫发作鉴别。

2. 判断癫痫发作的类型　指导用药。

3. 判断癫痫的病因

（1）区别特发性症状性癫痫：①原发性癫痫。幼年或青少年发病，为全面性发作的强直-阵挛发作或失神发作，无中枢神经系统病损和体征，辅助检查无异常发现。②症状性癫痫。成年起病，部分性发作，有中枢神经系统病损和体征。中年以上发病者，即使查体和脑电图均未见异常，也不能完全排除症状性癫痫。

（2）鉴别脑部和全身性疾病：症状性癫痫需先排除代谢性疾病，如低血糖、低血钙等。

（3）探讨脑部疾病的性质和病损部位：如有局限性神经系统定位体征和视盘水肿等，需做头部CT/

MRI、脑血管造影、脑脊液检查等，明确病因。

（五）鉴别诊断

1. 晕厥 脑灌注短暂的全面下降，缺血缺氧导致意识瞬间丧失和跌倒发作。患者发作后意识模糊状态高度提示癫痫发作；躯体抽动和尿失禁并不一定提示痫性发作，晕厥时偶可发生。

2. 假性癫痫发作 与癫痫发作的鉴别见表3-9。

表3-9 癫痫发作与假性癫痫发作的鉴别

鉴别要点	癫痫发作	假性癫痫发作
发作场合	在任何情况下	常在精神刺激后和有人在场时发生
发作特点	突然及刻板式发作，可发生摔伤、舌咬伤或尿失禁	发作形式多样，强烈自我表现（闭眼、哭叫、手足抽动或过度换气等），无摔伤、舌咬伤或尿失禁
眼部表现	上睑抬起，眼球上窜或向一侧偏转	眼睑紧闭，眼球乱动
面色	发绀	苍白或发红
瞳孔	散大，对光反射消失	正常，对光反射存在
对抗被动运动	不能	可以
Babinski 征	常为（+）	（-）
持续时间及终止方式	1~2 分钟，自行停止	可长达数小时，终止需安慰或暗示
暗示治疗	无效	有效
发作时脑电图	痫样放电	无痫样放电

（六）治疗

1. 预防措施　预防各种已知的致病因素。

2. 病因治疗　低血糖、低血钙等代谢紊乱者，针对病因进行治疗；颅内占位性病变者应手术治疗。

3. 对症治疗　一旦癫痫确诊而又无对因治疗的指征，即需药物治疗。

（1）药物的选择：主要依据癫痫发作的类型。①部分性发作和强直性发作：首选卡马西平，次选苯妥英钠、丙戊酸钠；②全身强直-阵挛发作、阵挛性发作和失神发作：首选丙戊酸钠。

（2）药物剂量：小剂量开始，逐渐增加剂量到控制发作又无毒副作用出现。

（3）单药治疗：单药治疗观察1~2个月，若足量但效果不显或不良反应大，改用其他药物。

（4）合并用药：单药有效但不能完全控制发作可考虑合并用药，但避免使用化学结构、毒副作用相似的药物。

（5）药物更换：在原用药基础上加用新药，新药逐渐增加剂量到控制发作又无毒副作用为止。然后逐渐减少原药物到减完。若减药过程又发作，说明此药不能减少。

（6）服用方法：每天总量一般均分数次服用。发作多在夜间和清晨时出现，用药可集中在下午和睡前。

（7）不良反应：给药前需做血、尿常规及肝、肾功能检查，以备对照。

（8）治疗终止：停药必须缓慢减量。①全面性强直-阵挛发作和单纯部分性发作，完全控制3~5年，失神发作完全控制半年后，可终止治疗。②复杂部分性发作，长期一定剂量维持。

4. 癫痫持续状态的治疗　癫痫持续状态是指癫痫连续发作之间意识尚未完全恢复，或癫痫发作持续

30分钟以上未自行停止。任何类型的癫痫均可发生癫痫持续状态,其中全面强直-阵挛发作最常见。最常见的原因是不恰当地停用抗癫痫药物。

(1) 惊厥性全身性癫痫持续状态的治疗:治疗的关键是从速控制发作。首选地西泮(安定)10~20mg静脉缓慢注射。注意呼吸抑制。

(2) 非惊厥性全身性癫痫持续状态的治疗:主要为失神发作持续状态,持续数小时者,应用地西泮静脉注射,继之口服丙戊酸钠。

【名师助记】

癫痫常考的治疗药物见表3-10。

表3-10 癫痫常考的治疗药物

发作类型	首选	次选
部分性发作和部分性发作继发全面性发作	卡马西平	苯妥英钠、丙戊酸钠
全身强直-阵挛性发作	丙戊酸钠	卡马西平、苯妥英钠
强直性发作	卡马西平	苯妥英钠、丙戊酸钠
阵挛性发作	丙戊酸钠	卡马西平
典型失神发作、肌阵挛发作	丙戊酸钠	乙琥胺、氯硝西泮
非典型失神发作	乙琥胺或丙戊酸钠	氯硝西泮

大发作——丙戊酸钠、卡马西平、苯妥英钠;

局限发作——卡马西平;

小发作——首选丙戊酸钠(如选项没有,选择乙琥胺);

癫痫持续状态——选择地西泮(安定)注射。

【仿真自测】

（1~3题共用备选答案）

A. 地西泮　　B. 扑米酮

C. 丙戊酸钠　　D. 卡马西平

E. 苯巴比妥

1. 癫痫复杂部分性发作的首选药物是

2. 癫痫持续状态的首选药物是

3. 癫痫失神发作的首选药物是

第九节 精神障碍

【自测摸底】

1. 幻觉是指

A. 对客观事物的错误感受

B. 对客观事物的歪曲认识

C. 缺乏相应的客观刺激时的感知体验

D. 客观刺激作用于感觉器官的感知体验

E. 缺乏客观刺激时的思维过程

（2~3题共用备选答案）

A. 强迫性思维　　B. 思维奔逸

C. 联想散漫　　D. 强制性思维

E. 思维插入

2. 患者反复出现一些想法，明知不必要或不合理，但无法控制。该症状为

3. 患者体验到脑内概念不断涌现，一个意念接着一个意念。该症状为

［答案］1. D　2. A　3. C

【名师精讲】

（一）认识活动障碍

1. 感知觉障碍

（1）感觉障碍

1）感觉过敏：对外界一般强度的刺激感受性增高，如感到阳光特别刺眼、声音特别刺耳，轻微触摸皮肤感到疼痛难忍等。

2）感觉减退：对外界一般刺激的感受性减低，感觉阈值增高，患者对强烈的刺激感觉轻微或完全不能感知。

3）内感性不适：是躯体内部产生的各种不舒适和/或难以忍受的异样感觉，如牵拉、挤压、游走、虫爬感等。性质难以描述，没有明确的定位。

（2）知觉障碍

1）错觉：对客观事物歪曲的知觉。

2）幻觉：无现实刺激作用下感觉器官出现的知觉体验，是一种虚幻的知觉，一种无中生有的、主观的知觉体验。可见于脑器质性精神障碍和精神分裂症。

幻听：临床最多见的是语言性幻听，训斥、讥讽、辱骂多见。其中评论性幻听、议论性幻听和命令性幻听为诊断精神分裂症的重要症状。

幻视：内容多种多样。意识障碍时，幻视多为生动鲜明的形象。

幻嗅：患者多闻到不愉快的气味，如腐烂食物、烧焦食品等。

幻味：患者尝到食物中不存在的某种特殊的或奇怪的味道。

幻触：患者感到体表有奇怪的麻木感、触电感、刀刺感、虫爬感等。

（3）感知综合障碍：患者感知的是客观事物本

身,但对其个别属性的感知发生障碍。多见于癫痫。

1）视物变形症:外界事物大小、形状、体积等发生改变。

2）空间知觉障碍:感觉周围事物的距离发生改变。

3）非真实感:周围事物和环境变得不真实。

4）时间知觉改变:感觉时间特别慢或特别快。

2. 思维障碍

（1）思维形式障碍

1）思维奔逸:观念飘忽,联想速度加快,数量增多,内容丰富生动,思维敏捷,概念一个接一个地不断涌现出来。多见于躁狂症。

2）思维迟缓:患者自觉头脑笨,反应迟钝、缓慢,思考问题困难。多见于抑郁发作。

3）思维贫乏:联想数量减少,概念与词汇贫乏。患者感到脑中空洞无物,没有什么东西可想。

4）思维散漫:思维的目的性、逻辑性和连贯性障碍,患者的思维活动联想松弛,缺乏主题,说话东拉西扯,听者弄不懂其要阐述的主题。

5）思维破裂:概念之间联想断裂,建立联想的各种概念内容之间缺乏内在联系。表现为患者的言语或书写内容的句子之间含义互不相关,变成语句堆积,令人不能理解。严重时,言语支离破碎,成了语词杂拌。多见于精神分裂症。如在意识障碍的背景下出现语词杂拌,称为思维不连贯。

6）病理性赘述:思维活动停滞不前,迂回曲折,联想枝节过多,做不必要的、过分详尽的累赘描述,无法讲得扼要一点,而且一定要按他原来的方式讲完。见于癫痫、脑器质性及老年性精神障碍。

7）思维中断:又称思维阻滞。患者无意识障碍,又无外界影响,思维突然出现中断,片刻之间又重新说话,但内容和原来话题不同。若患者有当时的思维被某种外力抽走的感觉,称为思维被夺。这两种症状是精神分裂症的特征症状。

8）思维插入和强制性思维:思维插入是指患者感觉某种思想不属于自己,不受自己意志所支配,是别人强行塞入其脑中。若患者莫名其妙地体验到强制性的脑内涌现出大量无现实意义、异己的联想,称为强制性思维。两症状往往突然出现,突然消失。

9）强迫思维:又叫强迫观念,指在脑中反复出现某一观念或相同内容的思维,明知没有必要,但无法摆脱。

10）逻辑倒错思维:主要特点是推理缺乏逻辑性,既无前提也无根据,或因果倒置。

（2）思维内容障碍:妄想,即病理基础上产生的歪曲信念。发生在意识清楚的时候,是病态推断和判断的结果。妄想的特点:①产生的信念毫无事实根据,但患者坚信不疑;②妄想内容多与切身利益、个人需要和安全密切相关;③妄想具有个人独特性,不同于集体所共有的信念;④内容受个人经历和时代背景影响。

原发性妄想:特点是以前正常,突然发生,内容不可理解。

继发性妄想:发生在其他病理心理的基础上,如继发于错觉、幻觉、情绪低落或高涨。

妄想的主要内容:①被害妄想,是最常见的一种妄想。精神分裂症患者常有。②关系妄想,认为环境中本来与他无关的事物与他有关,如别人的讲话、咳嗽都是针对他。常见于精神分裂症患者。③夸大妄想,坚信自己有非凡的才智、地位和权势。④罪恶妄想,坚信自己犯了严重错误。常见于抑郁症患者。⑤嫉妒妄想,坚信自己的配偶不忠实。长期饮酒患者多见。

⑥疑病妄想，毫无根据地说自己患上了某种疾病。⑦钟情妄想，坚信自己被异性钟情。

3. 注意、记忆和智能障碍

（1）精神发育迟滞：是指先天或围生期或在生长发育成熟以前，大脑的发育受到影响，导致智能停留在一定阶段。精神发育迟滞按严重程度分四个等级：①轻度，智商范围为50～69；②中度，智商范围为35～49；③重度，智商范围为20～34；④极重度，智商低于20。

（2）自知力障碍：自知力又称领悟力或内省力，是指患者对自己精神疾病认识和判断能力。自知力完整是精神疾病病情痊愈的重要指标之一。

（二）情感障碍

1. 情感幼稚　患者的情感缺乏节制，极易流露出来，如同小孩一般。

2. 病理性激情　患者骤然发生的强烈而短暂的情感爆发状态，常常伴有冲动和破坏行为，事后不能完全回忆。

3. 情感倒错　人的认识过程和情感活动之间丧失协调而产生的颠倒现象。如遇到悲哀事件却非常高兴、愉快；相反，碰到高兴事件却痛苦、悲伤。

4. 情感脆弱　在外界轻微刺激下甚至不存在明显的外界因素影响下，患者的情绪很容易发生波动。

（三）意志行为障碍

意志是指个体自觉地确立目标，同时自觉地采取行动，并在行动中克服困难，最终达到目标的心理过程。

1. 意志障碍

（1）意志增强：与其他精神症状密切相连，表现出极大的顽固性。如在被害妄想时出现不断告状，决心不改。

（2）意志减退：对自己的生活、工作和日常活动没有目标，表现为工作和生活懒散。

2. 动作行为障碍

（1）精神运动性兴奋：指动作和行为增加。

（2）精神运动性抑制：指动作行为和言语活动减少。最主要的是木僵，可分为紧张性木僵（见于精神分裂症患者）、抑郁性木僵（见于严重抑郁症患者）等。

（四）常见的精神症状综合征

1. 幻觉妄想综合征　以幻觉和妄想为主要表现，在幻觉和妄想的影响下，患者可继发出现情绪和意志行为方面的异常。常见于精神分裂症的偏执型。

2. 急性脑综合征　急性脑损伤所致，主要特点是发生较急，以意识障碍为主要表现，其余症状均在此基础上发生。

3. 慢性脑综合征　由慢性躯体疾病所引起的，或发生于严重躯体疾病之后，或急性脑综合征迁延为慢性，或慢性脑退行性变引起的一组精神障碍综合征。

4. 遗忘综合征　又称科萨科夫综合征，以记忆障碍为突出表现，特别是近期记忆障碍。

5. 躁狂综合征　在心境持续高涨的情况下，出现联想加快、语言增多、自我评价过高、睡眠需要减少及活动增多。

6. 抑郁综合征　主要表现为情绪低落、思维迟缓和意志活动减退的“三低”症状。

7. 脑衰弱综合征　临床上主要以精神活动的易兴奋、易疲劳为主要特点，情绪不稳或情感脆弱、心情紧张等。最缺乏特异性，中枢神经系统病变、躯体病变均可导致脑衰弱综合征。

【名师助记】

1. 强迫和强制　强制类似于强行塞给，如强行给你一件不属于并且你也很讨厌的东西。强迫是你自己的东西，明知没有用，但无法扔掉。

2. 脆弱和幼稚　脆弱是容易受外界影响;幼稚是情感极易流露出来。

【仿真自测】

1. 男,42 岁。近 3 天夜间行为紊乱,描述说看见房间地板上有老鼠、蛇等,表情恐怖、紧张,不认识家人,白天较安静,喜卧床,不能回忆夜间行为,能认识家人。头部 CT 示枕叶片状梗死灶。考虑患者处于
   A. 痴呆状态　　B. 幻觉妄想状态
   C. 抑郁状态　　D. 谵妄状态
   E. 木僵状态
2. 患者自觉大脑突然出现大量不自主的、杂乱无章的陌生思维内容是
   A. 强制性思维　　B. 思维散漫
   C. 强迫性思维　　D. 思维奔逸
   E. 被洞悉感

第十节　脑器质性疾病所致精神障碍

【自测摸底】

男,58 岁。近半年工作压力大,经常出现差错,刚做过的事就记不起来,性格变得古怪,喜怒无常,有时情绪低落。一次喝了 50ml 啤酒后,找不到家而露宿街头。最可能的诊断是
   A. 复发性抑郁症　　B. 阿尔茨海默病
   C. 躁狂症　　D. 神游症
   E. 急性酒精中毒

[答案] 1. D　2. A

【名师精讲】

（一）概述

1. 概念及病因 由脑变性、脑血管疾病、颅内感染、颅脑创伤、颅内肿瘤或癫痫等器质性因素损害脑部所致的精神障碍。

2. 脑局限性病变时，可出现一些特征性的精神症状，对定位有一定的参考价值（表3-11）。

表3-11 脑局限性病变的特征性精神症状

病变部位	症状
额叶	人格改变，智力可无明显损害，自知力受累
顶叶	较少出现精神症状，以神经心理障碍为主
颞叶	常出现智能缺陷与人格改变，可有情绪不稳和攻击行为
枕叶	复杂的视觉认知功能障碍
间脑	嗜睡或睡眠过度，情感控制不良，近期记忆障碍

（二）阿尔茨海默病的常见精神症状

发生在老年期和老年前期，以痴呆为主要临床表现，起病缓慢、进行性发展，是老年期痴呆中最常见的类型。阿尔茨海默病的常见精神症状如下：

1. 人格改变 人格改变主要出现在阿尔茨海默病早期，患者在认知方面出现兴趣减退、伦理道德观念淡化、自私；情感方面表现为不稳定、情感幼稚，或对家人漠不关心；在行为方面表现为懒散退缩，有时可出现幼稚行为。

2. 记忆障碍和智能障碍 最初仅表现在近期记忆方面，此后累及远期记忆。

3. 精神病性症状 疾病的早、中期出现幻觉妄想、思维逻辑障碍等。最常见的妄想是被窃妄想，其次是嫉妒妄想；最常见的幻觉是听幻觉。

4. 伴随的神经系统症状 疾病的中、后期可出现失语、失用。

（三）脑血管疾病的常见精神症状

常见的脑血管疾病一般是指脑动脉硬化、缺血性卒中、脑出血等情况。脑血管疾病导致的精神障碍有很多，其中以血管性痴呆最常见。血管性痴呆的主要精神症状如下：

1. 意识障碍 常表现为急性脑综合征，一般发生在夜间。

2. 感知觉障碍 幻觉及感知障碍综合征。

3. 思维障碍 各种思维障碍，其中以妄想最常见。

4. 情感障碍 早期主要表现为情感脆弱、情绪不稳、抑郁情绪，以抑郁情绪最常见；后期主要表现为欣快、情感平淡或淡漠。

5. 行为障碍 意志活动减退、冲动行为及本能行为亢进。

6. 记忆障碍和智能障碍 表现与阿尔茨海默病大致相同。

阿尔茨海默病与血管性痴呆的鉴别见表3-12。

表3-12 阿尔茨海默病与血管性痴呆的鉴别

鉴别要点	阿尔茨海默病	血管性痴呆
高血压或反复卒中史	无	有
病程特点	起病缓慢，进行性发展	病情波动，阶梯式恶化
早期症状	早期即出现人格改变和智能障碍	情绪不稳和近期记忆障碍常见
核心症状	全面性痴呆	情感脆弱，以近期记忆障碍为主的部分性痴呆，且痴呆出现晚

续表

鉴别要点	阿尔茨海默病	血管性痴呆
人格与自知力	早期人格改变,丧失自知力	自知力和人格保存完好
影像学检查	轻度、中度或重度脑萎缩	单处或多处梗死、软化灶
Hachinski 缺血评分量表	低于 4 分	高于 7 分

（四）脑炎所致精神障碍的常见精神症状

脑炎多由病毒直接感染所致,可分为流行性脑炎（如流行性乙型脑炎）和散发性脑炎（如腮腺炎病毒脑炎）,其中以单纯疱疹病毒性脑炎最为常见。

精神症状可以是首发症状,精神运动性抑制症状较多见,也可表现为精神运动性兴奋。

实验室检查可见血白细胞总数升高;脑脊液检查压力升高,淋巴细胞增多或淋巴细胞与多形核细胞增多,蛋白质正常或轻度升高,糖、氯化物正常。

【仿真自测】

1. 女,56 岁。近几年怀疑丈夫有外遇,看电视时激动,控制不住,外出走失 1 周找不到自己的家,住在露天,公安人员收留并送其回家。吃饭用手抓着吃,记忆力下降,行为幼稚。既往有高血压病史 8 年,脑梗死后 6 个月。查体:BP 180/110mmHg,说话口齿不清,右侧下肢轻偏瘫,肌张力增高。巴宾斯基征（+）。精神检查:意识清晰,智力减退,个人生活不能自理,大小便失禁。患者考虑为
   A. 老年性痴呆 B. 脑血管性痴呆
   C. 脑肿瘤所致精神障碍 D. 脑炎所致精神障碍
   E. 精神发育迟滞

［答案］ 1. B

2. 男,49岁。近1年逐渐出现失眠、记忆力下降、话少、淡漠、反应迟钝,有时出现不由自主地哭笑,行走时步态不稳,大小便失禁,生活不能自理。觉得家里总丢东西。脑脊液无异常。CT示轻度脑萎缩,脑室扩大,中线结构正常。首先要考虑的诊断是

A. 阿尔茨海默病　　B. 癫痫
C. 血管性痴呆　　D. 帕金森病
E. 多发性硬化病

第十一节　躯体疾病所致精神障碍

【自测摸底】

关于躯体疾病所致精神障碍的特点,下列叙述不正确的是

A. 精神障碍与所患躯体疾病的病情变化一致
B. 精神症状有“夜轻昼重”现象
C. 有躯体疾病的症状
D. 主要治疗躯体疾病
E. 有躯体疾病的阳性发现

【名师精讲】

(一)临床表现的共同特点

1. 精神障碍的发生、发展、严重程度及其转归等情况与所患躯体疾病的病情变化一致。

2. 精神症状有“昼轻夜重”现象。

3. 有相应躯体疾病的症状、体征以及实验室检查阳性发现。

[答案] 2. A

4. 躯体疾病所致精神障碍的主要临床表现

（1）急性脑综合征：在意识清晰度改变的情况下，出现错觉、幻觉，特别是恐怖性的错觉和幻觉，并伴有不协调的精神运动兴奋。急性脑综合征的发生一般很急，意识障碍是其核心症状。

（2）慢性脑综合征：由慢性躯体疾病引起，或发生于严重躯体疾病后，或由急性脑综合征迁延而来。其共同表现为缓慢发病，病程迁延和不伴意识障碍。主要表现有智能障碍综合征、遗忘综合征。

（二）躯体疾病所致精神障碍的治疗原则

1. 原发疾病的治疗　是最主要的治疗。

2. 精神症状的治疗　如抗抑郁、抗躁狂、治疗精神病性症状、控制兴奋躁动等。

3. 支持治疗　保证营养，维持水、电解质和酸碱平衡，改善中枢神经系统循环和代谢等。

4. 加强对躯体疾病和精神症状的护理。

【仿真自测】

女，42岁。8年前因胆结石行胆囊切除术，术后病情痊愈。2年前单位倒闭，患者被安排到另一单位看大门，觉得看大门很没面子，但为生活着想又不得不去上班。1年前患者出现胆囊区皮肤触摸疼痛、胃胀不适伴阵发性心悸、胸闷、失眠、心情不好。患者四处求医，反复做腹部B超、胃镜、心电图、全套血液生化检查，结果均正常。服过一些药物，病情时好时坏。患者不相信任何检查结果及医师的解释，仍要继续医治。该患者的诊断是

A. 抑郁症　　B. 焦虑症

C. 强迫症　　D. 胆囊切除术后综合征

E. 躯体形式障碍

［答案］E

第十二节 精神活性物质所致精神障碍

【自测摸底】

男，46岁。因被家人禁止饮酒，次日出现不识家人、随地便溺、双手粗大震颤、下肢站立不稳、无法行走。饮酒史26年。检查时将医生认作科学家，把病室当成派出所，感到自己被抓进来做人体试验，不时用手拍打墙面，声称看见有许多臭虫、蟑螂在爬。神色惊恐，大量出汗。首选药物是

A. 地西泮　　B. 氯丙嗪

C. 氯氮平　　D. 氯米帕明

E. 盐酸苯海索

【名师精讲】

酒精所致精神障碍

（一）急性酒精中毒的临床表现

1. 单纯醉酒

（1）额叶皮质脱抑制：话多、欣快、易激惹、好斗、活动增多。

（2）低级运动中枢脱抑制表现：运动不协调、步态不稳。

（3）脑干网状系统抑制症状：意识障碍、呼吸抑制、血压不稳等。

2. 病理性醉酒　在个体素质、脑外伤、同时服用某些精神药物等因素的影响下，饮用不会导致常人出现中毒剂量的酒精后出现精神障碍的情况。表现：①意识障碍；②情绪障碍，情感不稳，易激惹；③行为障碍，打人、冲动、毁物。上述表现持续数分钟至数小时，患者事后不能回忆。

（二）慢性酒精中毒的临床表现

1. 戒酒综合征　停止饮酒或突然减少酒精用量的 6~28 小时内出现。

（1）轻度症状：主要是情绪障碍（焦虑、烦躁）和睡眠障碍，还可出现舌震颤及四肢肌肉震颤。

（2）中度症状：除轻度症状外还有幻觉及妄想，幻觉以听幻觉为主，最常见的妄想是被害妄想、关系妄想。

（3）重度症状：停止饮酒后的 48~96 小时内出现，以意识障碍为主，表现为震颤性谵妄，手、面、舌的粗大震颤，定性障碍。

2. 精神障碍表现　长期饮酒所致。

（1）遗忘综合征：即科萨科夫综合征，是特有症状之一，主要表现为记忆障碍、虚构、定向障碍三大主征。

（2）Wernicke 脑病：长期饮酒导致维生素 B_1 缺乏所致。表现为眼球震颤、眼球不能外展和明显的意识障碍，伴定向障碍、记忆障碍、震颤性谵妄等。大量补充维生素 B_1 可使眼球症状很快消失，但记忆障碍的恢复较困难，一部分患者转为不可逆的科萨科夫综合征。

（3）酒精性痴呆：持续性智力减退，一般不可逆。

（4）酒精相关性幻觉症：以听幻觉为主。有些患者对幻觉有部分或全部的自知力。

（5）酒精相关性妄想综合征：典型的是病理性嫉妒妄想综合征，患者认为配偶和许多异性有染。

（6）酒精相关人格障碍：责任心下降、说谎。

（三）酒精依赖的治疗

1. 戒断症状的治疗

（1）单纯戒断症状：苯二氮䓬类药物，首次足量，控制症状，预防震颤。

（2）震颤性谵妄：①镇静，首选苯二氮䓬类；②控制精神症状，首选氟哌啶醇；③支持治疗；④加强护理。

2. 戒酒　主要采取逐步递减的方法，使患者最终停止饮酒。

3. 支持治疗　主要包括补充营养，给予 B 族维生素和促进神经营养药物。

4. 心理治疗　①厌恶疗法，一般采用戒酒硫；②集体心理治疗，目的在于使患者康复和预防再酗酒。

【名师助记】

酒精所至精神障碍常见的四种情况：

单纯醉酒——简单地说就是平常喝酒喝醉。

病理性醉酒——脑外伤、同时服用某些精神药物等因素，喝一点儿就醉。

戒酒综合征——长期饮酒，戒酒后引起症状。

长期饮酒导致症状——长期饮酒后的伤害。

【仿真自测】

1. 男，25 岁。某天饮一两（50g）白酒后出现意识不清，怀疑同饮者欲加害于他，言语行为狂暴，将同饮者打伤，数分钟后进入酣睡，醒后完全不能回忆。幼年受过脑外伤。该患者最可能的诊断是

   A. 病理性醉酒　B. 遗忘综合征

   C. 妄想　D. 脑外伤所致精神障碍

   E. 单纯性醉酒

2. 男，50 岁。近半年来记忆力渐差，刚讲过的话就忘记了。把别人做的事情说成是自己做的，且不认识家人，有时在深夜看到屋里有人影晃动。大量饮酒 10 年。最可能的诊断是

   A. 酒精性妄想综合征　B. 酒精性幻觉症

   C. 科萨科夫综合征　D. Wernicke 脑病

   E. 酒精性痴呆

［答案］1. A　2. C

3. 遗忘综合征的三大特征是
   A. 谵妄、近记忆障碍、虚构
   B. 谵妄、虚构、定向障碍
   C. 近记忆障碍、虚构、定向障碍
   D. 近记忆障碍、幻觉、定向障碍
   E. 幻觉、虚构、定向障碍

第十三节 精神分裂症

【自测摸底】

1. 精神分裂症的阳性症状不包括
   A. 言语性幻听
   B. 关系妄想
   C. 幻觉
   D. 思维贫乏
   E. 紧张性木僵

(2~4 题共用题干)

女,25 岁。3 个月前因工作失误受到领导批评,觉得脸上无光,觉得同事看不起她,在背后议论她,不愿意出门,耳边常有命令性幻听。查体:躯体及神经系统无阳性体征。

2. 该患者的诊断最可能是
   A. 抑郁症
   B. 精神分裂症
   C. 脑肿瘤所致精神障碍
   D. 内分泌失调所致精神障碍
   E. 偏执型精神障碍

[答案] 3. C

3. 改善目前症状较合理的治疗药物是
   A. 丙米嗪　　B. 氯硝西泮
   C. 碳酸锂　　D. 氯丙嗪
   E. 氯米帕明
4. 经药物治疗仍然极度兴奋，则进一步选择的治疗方案是
   A. 改良电休克治疗　　B. 心理治疗
   C. 针灸治疗　　D. 中药治疗
   E. 加大药物剂量

【名师精讲】

（一）临床表现

多发病于青壮年。常有感知、思维、情感、行为等多方面的障碍和精神活动的不协调。精神分裂症前驱期的症状多为非特异症状；充分发展期，患者可以表现出丰富的精神症状。

1. 感知觉障碍　幻听、幻视、幻嗅、幻味、幻触在精神分裂症患者中均可出现。一般来说，在意识清晰状态下出现评论性幻听、争论性幻听或命令性幻听常指向精神分裂症。

2. 思维内容障碍　最主要的表现是妄想，且妄想的荒谬性显而易见。临床上以被害、关系、夸大、嫉妒、钟情、非血统、宗教或躯体妄想等多见。在意识清晰状态下出现原发性妄想、妄想心境、妄想知觉、妄想回忆及某些离奇古怪的妄想常提示为精神分裂症。

3. 思维形式与思维过程障碍　包括思维散漫离题、思维破裂、思维不连贯、语词杂拌、语词新作、模仿语言、重复语言、刻板言语、内向性思维、缄默症、思维中断（插入）、思维云集、思维被夺、持续语言、思维贫乏、逻辑倒错思维、病理性象征性思维等。

4. 情感障碍 情感迟钝、淡漠，情感反应与思维内容及外界刺激不相符，是精神分裂症的重要特征。

5. 意志行为障碍 多数患者意志减退甚至缺乏，少数患者表现为意向倒错，有的患者可表现为违拗、被动服从或紧张性抑制及紧张性兴奋交替出现。

6. 定向、记忆、智能 精神分裂症患者意识清晰，对时间、空间和人物一般能进行正确的定向。一般的记忆和智能没有明显障碍。目前研究认为，精神分裂症患者在注意、记忆、智能、概念的形成与抽象等认知功能存在或轻或重的损害。

7. 自知力 患者常对自身疾病的性质和严重程度缺乏自知，即自知力缺乏。

（二）阳性、阴性症状分型

1. 阳性症状 Ⅰ型精神分裂症以阳性症状为主。

（1）认识过程障碍：①幻觉，尤其是言语性幻听；②思维联想障碍（思维散漫、思维破裂、强制性思维）；③妄想，常见的有被害、关系、夸大等妄想，有诊断意义的有原发性妄想、被洞悉感、被控制感；④其他形式的思维逻辑障碍（病理性象征性思维、语词新作等）。

（2）情感过程障碍：情感活动的不协调，如矛盾情感、情感倒错。

（3）意志行为方面的特殊表现：紧张综合征、意向倒错、作态等。

2. 阴性症状 Ⅱ型精神分裂症以阴性症状为主。①思维贫乏；②情感平淡或情感淡漠；③意志减退。

3. 认知功能障碍 ①智力损害：IQ 较正常人偏低，但仍在正常范围之内；②学习和记忆功能的损害；③注意力的损害；④运动协调性的损害；⑤言语功能的损害。

（三）临床亚型标准

根据患者具体表现特点将患者分为单纯型、青春型、偏执型、紧张型、未分化型、残留型、精神分裂症后抑郁。

1. 单纯型 多在青少年起病，以阴性症状为主，极少有幻觉、妄想。

2. 青春型 青年急性或亚急性起病，以思维、情感、行为的不协调（阳性症状）为主要表现。

3. 偏执型 较常见，以相对稳定、系统的妄想为主要表现，往往伴有幻觉。

4. 紧张型 少见，主要以紧张综合征为主要表现，紧张性木僵和紧张性兴奋交替出现，木僵多见。

5. 未分化型 以阳性症状为主，又不符合偏执型、青春型、紧张型。

6. 残留型 病情2年内未完全缓解。

7. 精神分裂症后抑郁 治疗后病情未缓解，出现持续2周以上的抑郁情绪。

（四）ICD10精神分裂症的诊断标准

1. 症状学标准 存在属于下述①到④中至少1个（如不甚明确常需2个或多个症状）或⑤到⑧中来自至少2组症状群中的十分明确的症状：①思维鸣响，思维插入或思维被撤走以及思维广播；②明确涉及躯体或四肢运动，或特殊思维、行动或感觉的被影响、被控制或被动妄想，妄想性知觉；③对患者的行为进行跟踪性评论，或彼此对患者加以讨论的幻听，或来源于身体一部分的其他类型的听幻觉；④与文化不相称且根本不可能的其他类型的持续性妄想，如具有某种宗教或政治身份，或超人的力量和能力；⑤伴有转瞬即逝的或未充分形成的无明显情感内容的妄想，或伴有持久的超价观念，或连续数周或数月每日均出现的任何感官的幻觉；⑥思维断裂或无关的插入语，导致言语不连贯或不中肯或词语新作；⑦紧张性行为，如兴奋、摆姿势，或蜡样屈曲、违拗、缄默及木僵;⑧阴性症状,如显著的情感淡漠、言语贫乏、情感反应迟钝或不协调,常导致社会退缩及社会功能下降,但这些症状并非由抑郁症或神经阻滞剂治疗所致;⑨个人行为的某些方面发生显著而持久的总体性质改变,表现为丧失兴趣、缺乏目的、懒散、自我专注及社会退缩。

2. 严重程度标准 在自知力丧失或不完整的情况下,有以下情况之一:①社会功能明显受损;②现实检验能力受损;③无法与患者进行有效的交谈。

3. 病程标准 符合上述症状学和严重程度标准,精神障碍的病期至少持续1个月。

4. 排除标准 排除脑器质性精神障碍、躯体疾病所致精神障碍、精神活性物质所致精神障碍等情况。

（五）精神分裂症的药物治疗

1. 一般原则 强调早期、足量、足疗程、个体化、最好单一用药。一般情况下不能突然停药。

2. 选药原则 控制急性发病、兴奋躁动宜选用氯丙嗪、奋乃静、氟哌啶醇;慢性期、起病缓慢、以阴性症状为主的宜用三氟拉嗪;伴有情绪抑郁的宜选用舒必利。

3. 具体用药原则 治疗开始时以小剂量给药,以后逐渐增加剂量。足量药物维持6~8周后,无效考虑更换药物。药物需要每天应用,一般需要分1~2次给药,合理用药要根据病情而定。老年、儿童患者的治疗剂量和维持剂量宜偏小。剂量不足和过早换药是治疗过程中最易发生的错误。

4. 常用药物 抗精神病药物分为第一代和第二代两类。

(1) 第一代抗精神病药物

1) 常用药物:①吩噻嗪类,如氯丙嗪、奋乃静等;②丁酰苯类,如氟哌啶醇;③苯甲酰胺类,如舒必利;

④硫杂蒽类：如氯普噻吨、氯哌噻吨。

2）作用：均有不同程度的镇静作用，对控制兴奋、躁动，消除幻觉、妄想有效，但对于抑郁、情感淡漠、行为退缩等效果欠佳。

3）副作用：主要为锥体外系副作用。表现：①震颤麻痹；②静坐不能；③急性肌张力障碍；④迟发性运动障碍。前三种锥体外系副作用可用苯海索、地西泮、普萘洛尔对症治疗；迟发性运动障碍主要是预防。

有些药还可以导致恶性综合征，尤其是联合用药。恶性综合征表现为持续高热、肌张力明显增高、意识障碍、自主神经功能紊乱、粒细胞增多和血清肌酸激酶增多。出现后应立即采取停药、补液、维持酸碱和电解质平衡等对症措施。

4）禁忌证：严重的心血管疾病、肾脏疾病、肝脏疾病、各种原因引起的中枢神经系统抑制、高热、血液系统疾病和药物过敏。老人、儿童、孕妇慎用。

（2）第二代抗精神病药物

1）常用药物：利培酮、奥氮平、喹硫平、氯氮平等。

2）作用：能有效改善精神分裂症的阳性症状和阴性症状，效果更佳。

3）副作用：锥体外系副作用较轻。利培酮的副作用一般较小，但有的患者仍可出现锥体外系副作用，如静坐不能、震颤、肌张力障碍、迟发性运动障碍，以静坐不能表现突出。氯氮平的副作用为容易引起粒细胞缺乏，故应定期检查血常规。

【名师助记】

考试中看到题目中涉及幻觉、妄想，要想到本病。

考试中选择药物时，有第二代抗精神病药物的选第二代（“酮平”）；没有第二代的，阳性症状为主的选氯丙嗪。

【仿真自测】

1. 精神分裂症患者最常出现的幻觉是
   A. 味幻觉　B. 触幻觉　C. 听幻觉
   D. 嗅幻觉　E. 视幻觉
2. 男,28岁。孤僻、寡言约1年,近期由于被上级批评后出现失眠,不上班并紧闭门窗,声称有人监视自己,在家中不敢谈话,说家中已被安装窃听器,公安局也要逮捕自己,不吃妻子做的饭食,认为妻子已同他人合伙在饭菜中放了毒药,并因此殴打妻子。患者最可能的诊断是
   A. 精神分裂症紧张型　B. 精神分裂症偏执型
   C. 抑郁症　D. 反应性精神病
   E. 躁狂症

(3~5题共用题干)

男,34岁。3年前无明显诱因渐起孤僻少语,不愿参加集体活动,甚至与父母也很少交流,上课时注意力不集中,成绩下降。个人生活懒于料理。

3. 该患者的主要症状为
   A. 行为障碍　B. 认知功能障碍
   C. 阳性症状　D. 阴性症状
   E. 思维联想障碍
4. 该患者最适宜做的检查是
   A. 全面的精神检查　B. MRI检查
   C. 脑电图　D. 超声检查
   E. 血清学检查
5. 该患者最可能的诊断为
   A. 精神分裂症青春型　B. 精神分裂症单纯型
   C. 精神分裂症紧张型　D. 精神分裂症偏执型
   E. 精神分裂症混合型

［答案］1. C　2. B　3. D　4. B　5. B

第十四节　心境障碍

【自测摸底】

女，55岁。近1个月来头痛、乏力、早醒、坐立不安，常担心家人会出事，怀疑自己患了不治之症，给家庭带来麻烦，悲观失望。最可能的诊断是

A. 神经衰弱　　B. 焦虑症
C. 抑郁症　　D. 疑病症
E. 癔症

【名师精讲】

一、抑郁症

（一）临床表现

抑郁症的核心症状包括情绪低落、兴趣缺乏、快感缺失和易疲乏。

1. 兴趣下降或缺乏　患者可体验到与处境不相称的情绪低落或压抑感、沮丧、悲伤等，兴趣下降或缺乏。

2. “三无”症状　即无望、无助和无价值。

3. “三自”症状　即自责、自罪和自杀。

4. 认知障碍　思维缓慢，感觉头脑反应慢。

5. 精神运动性抑制或激越　抑制患者可有少语或不语，行动迟缓，严重者可出现木僵。激越患者表现为紧张，难以控制自己，甚至出现攻击行为。

6. 焦虑症状　普遍存在。

7. 躯体症状　最常见的是消化系统的各种症状和疼痛。多数患者表现为食欲下降或缺乏、性欲下降、体重下降。

8. 失眠　最有特征性的是早醒性失眠。

9. 精神病症状 一般抑郁存在一段时间后可出现幻觉和妄想。

（二）诊断

1. 以情绪低落为基本症状。

2. 有下列症状中至少四项 ①对日常生活兴趣下降或缺乏；②精力明显减退，无明显原因的持续疲乏感；③精神运动性迟滞或激越；④自我评价过低，或自责，或有内疚感，甚至出现罪恶妄想；⑤思维困难，或自觉思考能力显著下降；⑥反复出现死亡念头或有自杀行为；⑦失眠或早醒，或睡眠过多；⑧食欲缺乏或体重明显减轻；⑨性欲明显减退。

3. 严重程度标准 至少有以下情况之一：①社会功能受损；②给本人造成痛苦或不良后果。

4. 病程标准 符合严重程度标准的症状至少持续 2 周。

5. 排除标准 排除双相障碍及其他精神障碍所致抑郁发作或抑郁综合征。

（三）治疗

抑郁发作的治疗以药物治疗为主。特殊情况下可使用电休克或改良电休克治疗，心理治疗（防止自杀）应贯穿始终。

1. 药物治疗 以抗抑郁药物为主。

（1）选择性 5-HT 再摄取抑制剂（SSRIs）

1）代表药物：氟西汀、帕罗西汀、舍曲林、氟伏沙明、西酞普兰、艾司西酞普兰。

2）优点：该类药物基本没有心脏毒性作用，没有或很少有抗胆碱能副作用。目前成为抗抑郁治疗的一线药物。

3）副作用：①消化系统副作用，如恶心、呕吐、腹胀；②睡眠减少；③5-HT 综合征，与其他抗抑郁药合用容易出现，为较严重的不良反应，主要表现为自主神经功能紊乱、肌震颤、意识障碍等，严重情况处理不当会有生命危险。

（2）三环类及四环类抗抑郁药

1）代表药物：丙米嗪、氯米帕明、阿米替林、多塞平、马普替林等。

2）用药原则：在用至治疗剂量后，一般显效时间为 2~4 周。阿米替林镇静作用强，主要用于失眠严重或焦虑情绪严重的抑郁患者；丙米嗪、氯米帕明振奋作用较强，主要用于思维和行为抑制明显的患者。

3）三环类抗抑郁药常见不良反应：①外周抗胆碱能作用，如口干、便秘、尿潴留；②心血管方面不良反应，如心动过速、心律失常；③意识障碍。

（3）5-HT 和去甲肾上腺素再摄取抑制剂（SNRIs）：代表药物有文拉法辛。

（4）去甲肾上腺素和特异性 5-HT 能抗抑郁药（NaSSAs）：代表药物有米氮平。

（5）单胺氧化酶抑制剂（MAOI）：代表药物有苯乙肼。

（6）苯二氮䓬类药物：对于伴有严重失眠及严重焦虑的抑郁患者，合并使用苯二氮䓬类药物有利于缓解。

2. 电休克治疗　患者出现严重自杀企图、严重木僵或严重拒食等，电休克是一种强有力的治疗作用。但电休克后必须用药物巩固。

3. 心理治疗　要贯穿整个治疗过程，包括支持心理治疗、认知疗法和人际关系治疗。

二、双相障碍

双相障碍的特点是反复出现心境高涨、精力充沛和活动增多(躁狂或轻度躁狂),或心境低落、精力减退和活动减少(抑郁)。发作间期通常以完全缓解为特征。

(一)躁狂发作的临床表现

主要临床表现为与处境不相称的情绪高涨、思维奔逸、活动增多等“三高”症状。

1. 情绪高涨　是躁狂发作的基本症状。典型表现为患者自我感觉良好,心境轻松、愉快,生活快乐、幸福。

2. 思维奔逸　患者联想速度明显加快,思维内容丰富多变,自觉头脑聪明、反应敏捷。语量大、语速快,口若悬河,所谈内容常随周围环境变化而频繁转移,呈现随境转移现象。

3. 活动增多　患者自觉精力旺盛,能力强,想多做事、做大事,有所作为。严重者可出现攻击和破坏行为。

4. 夸大观念及夸大妄想　在心境高涨的背景下,常出现夸大观念(常涉及健康、容貌、能力、地位和财富等),自我评价过高,自命不凡,盛气凌人。

5. 睡眠需求减少　睡眠明显减少但无困倦感,是躁狂发作特征之一。

6. 其他症状　可有食欲增加、性欲亢进、自主神经兴奋症状等。

(二)躁狂发作的诊断标准

1. 症状标准　以情绪高涨或易激惹为主,至少有下列3项(若仅有易激惹,至少需4项):①注意力不集中或随境转移;②语量增多;③思维奔逸、联想加快或意念飘忽;④自我评价过高或夸大;⑤精力充沛,不觉疲劳,活动增多,难以安静,或不断改变计划和活动;⑥鲁莽行为;⑦睡眠需要减少;⑧性欲亢进。

2. 严重标准　严重损害社会功能,或给别人造成危险或不良后果。

3. 病程标准　符合症状标准和严重标准至少持续1周。

4. 排除标准　排除器质性精神障碍或精神活性物质和非成瘾物质所致躁狂等。

（三）躁狂发作的治疗

药物治疗为主，特殊情况下可选用电休克治疗。

1. 药物治疗　以心境稳定剂为主。

（1）锂盐：治疗躁狂发作的首选药，临床常用碳酸锂，既可用于躁狂的急性发作，也可用于缓解期的维持治疗。碳酸锂起效较慢。持续用药2~3周才能显效。

1）锂盐的治疗剂量与中毒剂量比较接近，治疗中除密切观察病情变化和治疗反应外，应监测血锂浓度，并根据病情、治疗反应和血锂浓度调整剂量。

2）副作用：根据出现的时间可分为早期副作用、后期副作用和锂中毒先兆。①早期副作用：无力、疲乏、嗜睡、手指震颤、厌食、上腹不适、恶心、呕吐、稀便、腹泻、多尿、口干等。②后期副作用：由于锂盐的持续摄入，患者持续多尿、烦渴、体重增加、甲状腺肿大、黏液性水肿、手指细震颤。粗大震颤提示血药浓度已接近中毒水平。③锂中毒先兆：呕吐、腹泻、粗大震颤、抽动、呆滞、困倦、眩晕、构音不清和意识障碍等。一旦出现毒性反应需立即停用锂盐，给予大量生理盐水或高渗钠盐加速锂的排泄，或进行人工血液透析。

（2）抗癫痫药：锂盐效果不佳时可选用，目前临床主要使用丙戊酸盐（钠盐或镁盐）和卡马西平。

（3）抗精神病药物：适用于躁狂症患者，尤其是精神运动性兴奋症状明显的患者。第一代抗精神病药物氟哌啶醇能较快地控制精神运动性兴奋和精神病性症状；第二代抗精神病药物奥氮平、氯氮平、喹硫平等均能有效地控制躁狂发作。

2. 电休克治疗或改良电休克治疗　对急性重症躁

狂发作，极度兴奋躁动、对锂盐治疗无效或不能耐受的患者可使用电休克治疗或改良电休克治疗，起效迅速。

三、恶劣心境

恶劣心境原称为抑郁性神经症，是一种以持久的心境低落状态为主的轻度抑郁，从不出现躁狂。抑郁常持续2年以上，其间无长时间的完全缓解。患者有求治要求，生活不受严重影响。

治疗以心理治疗为主，同时应用抗抑郁药物。

【名师助记】

看见心境低落，从不躁狂，但也不能诊断抑郁症，就是恶劣心境。

【仿真自测】

1. 女，36岁。3个月来工作较累，近3周来出现兴趣缺乏，易疲劳，言语少，动作迟缓，自觉脑子笨，没有以前聪明，早醒，食欲减退，腹胀，便秘，全身酸痛，有时感心悸、气急。总觉得自己患了不治之症，给家庭带来许多麻烦。该患者最可能的诊断是

   A. 焦虑症　　B. 神经衰弱
   C. 疑病症　　D. 抑郁症
   E. 心身疾病

（2~3题共用题干）

女，28岁。1个月前分娩后出现失眠、心情烦躁。近2周加重，认为自己很笨，没有能力带好小孩，怕小孩夭折，觉得丈夫不再喜欢自己了，猜疑丈夫有外遇，整日以泪洗面，称不想活了，甚至要带着孩子一起去死，遂入院治疗。患者经治疗后，情绪逐渐好转，近1周先兴奋，容易激动，好管闲事，自我感觉良好，称将来要成为中国女首富，丈夫根本配不上自己。

［答案］1. D

2. 目前最可能的诊断是
   A. 产后抑郁症
   B. 妄想性障碍
   C. 环形心境障碍
   D. 双相障碍
   E. 精神分裂症
3. 目前可换用的治疗方案是
   A. 非典型抗精神病药物+抗抑郁药物
   B. 抗抑郁药物+苯二氮䓬类药物
   C. 电休克治疗+抗抑郁药物
   D. 心境稳定剂+非典型抗精神病药物
   E. 心境稳定剂+抗抑郁药物

第十五节　神经症性障碍及分离(转换)障碍

【自测摸底】

1. 女,25岁。半年前离婚。某日下班后回到家中突然出现强烈的恐惧感,有如大祸临头,同时心悸、胸闷、呼吸困难,有窒息感,全身多汗、脸红、手脚发麻、四肢颤抖,5~6分钟后逐渐平静。该患者最可能的诊断是
   A. 恐惧症
   B. 精神分裂症
   C. 慢性焦虑症
   D. 心理生理障碍
   E. 惊恐发作

[答案] 2. D　3. D

2. 男,35 岁。近 3 个月来经常感到不明原因的紧张、害怕,对生活中的琐事思虑多,自己不能控制,为此感到苦恼,坐立不安,主动就诊。患者存在的主要症状是

A. 恐惧症状　　B. 惊恐发作
C. 强迫症状　　D. 焦虑症状
E. 强制思维

【名师精讲】

一、神经症性障碍概述

神经症性障碍曾称神经症、神经官能症,是一组表现为焦虑、恐惧、强迫、疑病症状或精神衰弱症状的精神障碍。

(一)神经症性障碍的共同特点

1. 起病常与心理社会因素有关。
2. 个体的易感因素或性格特点对于神经症性障碍有重要意义。
3. 症状没有相应的器质性病变基础。
4. 社会功能相对完好。
5. 一般没有明显或持续的精神病性症状。
6. 一般自知力完整,有求治要求。

(二)神经症性障碍的治疗原则

药物治疗和心理治疗的联用是治疗神经症性障碍的最佳办法。

二、恐惧性焦虑障碍

恐惧性焦虑障碍又称恐惧症、恐怖症、恐惧性神经症,是一种以过分和不合理地恐惧外界客体、处境或与人交往为主要特征的神经症性障碍。患者明知恐惧没有必要,但仍然不能防止发生。

（一）诊断

恐惧性焦虑障碍中诱发焦虑的仅是一些情境或物体，存在于个体之外，目前并无危险，焦虑的结果是造成对这些情境或物体的回避。

1. 确诊 需要符合以下条件：

（1）心理症状或自主神经症状必须是焦虑的原发表现，而不是继发于其他症状如妄想或强迫思维。

（2）恐惧必须局限于或主要发生于至少以下情境：人群、公共场所、离家旅行、独自独行、特定社交情境、特定恐怖物体或情境。

（3）对恐怖情境的回避必须是或曾经是突出特点。

2. 亚型诊断

（1）场所恐惧症：患者主要表现为害怕到喧闹拥挤的场所（如火车站、商场、剧院、餐馆），害怕乘坐交通工具（如拥挤的汽车、地铁等），特定场所的恐惧（如广场、公园、黑暗场所）等。

（2）社交恐惧症：患者主要表现为对社交场合和人际接触时出现过分担心、紧张、害怕。

（3）特定恐惧症：临床常见，如动物恐惧、自然环境恐惧、血液-注射-损伤恐惧、幽闭恐惧。

（二）治疗

恐惧症的治疗以心理治疗和药物治疗为主。特定恐惧症以认知行为治疗为主。场所恐惧症和社交恐惧症以认知行为治疗联合药物治疗为主。

1. 心理治疗 认知行为治疗，包括知识教育、认知重组、暴露或冲击疗法、脱敏疗法、放松训练。

2. 药物治疗 抗焦虑药物、抗抑郁药物、β受体拮抗剂。

三、惊恐障碍

惊恐障碍是一种突然发作、不可预测的强烈的焦虑、恐惧、濒死感或失控感。

（一）诊断

1. 主要临床特征是惊恐发作。精神症状包括突然出现的极度恐惧，伴濒死感或失控感。躯体症状包括心血管系统、呼吸系统和神经系统症状，如明显的心动过速、胸闷和严重的心前区不适，呼吸急促甚至呼吸困难，肌震颤明显甚至发抖。

2. 惊恐发作出现在没有客观危险的情境。

3. 惊恐发作出现的情境具有不可预测性。

4. 患者感到痛苦或社会功能受损。

5. 1 个月内至少有几次（3 次）明显的惊恐发作，或首次发作后继发的焦虑持续 1 个月以上。

6. 体格检查无阳性发现。

（二）治疗

惊恐障碍的治疗主要包括心理治疗和药物治疗。

1. 心理治疗　支持性心理治疗和认知行为治疗。

2. 药物治疗　临床上治疗惊恐障碍主要使用抗抑郁药物，SSRIs 常作为一线治疗药物，而苯二氮䓬类药物只在急性治疗阶段短期使用（因长期使用会出现药物的耐受性和依赖性）。

【名师助记】

惊恐障碍也叫急性焦虑发作，解题关键词是“濒死感”。

四、广泛性焦虑障碍

广泛性焦虑障碍缺乏明确客观对象和具体内容，患者以担心、焦虑不安为主要临床表现，并有显著的自主神经症状、肌肉紧张和运动性不安。

（一）诊断

1. 患者无明确客观对象和具体内容的持续原发焦虑，包括精神性焦虑、运动性不安（肌紧张、肌震颤、坐立不安）和自主神经功能紊乱（交感神经活动过度，出现上腹不适、恶心、腹胀、心动过速、尿频、尿急、出汗等）。

2. 患者社会功能受损。

3. 一次发作中，症状须持续存在数周至数月（6个月）。

（二）治疗

1. 药物治疗　可用抗焦虑药物和抗抑郁药物，但由于苯二氮䓬类药物长期使用会出现药物耐受性和依赖性，故临床上主要使用抗抑郁药物。

（1）抗焦虑药物：苯二氮䓬类药物具有明显缓解焦虑的作用，能改善焦虑情绪，缓解肌肉紧张，促进睡眠。

（2）抗抑郁药物：主要是 SSRIs、SNRIs 和三环类抗抑郁药物。伴抑郁症状的患者应首选抗抑郁药物治疗；伴睡眠障碍的患者可选用三环类抗抑郁药物治疗，或 SSRIs 短期合并使用苯二氮䓬类药物。

2. 心理治疗　支持性心理治疗和行为治疗（如松弛治疗、生物反馈治疗等）。

五、强迫障碍

强迫障碍也称强迫症，是以反复出现的强迫思维和/或强迫动作或仪式行为为主要临床特征的神经症性障碍。

（一）诊断

1. 主要临床特征是强迫症状。强迫思维、强迫动作和行为同时存在或分别单独出现。强迫症状起源于患者自己内心世界，不是被别人或外界影响强加的；强迫症状反复出现，患者认为没有意义，并感到不快甚至痛苦，试图抵抗，但不能奏效。其中强迫观念包括强迫性怀疑、强迫性回忆、强迫性穷思竭虑和强迫性对立观念。强迫动作和行为包括强迫性洗涤、强迫性检查、强迫性计数和强迫性仪式动作等。

2. 患者社会功能受损。

3. 强迫症状持续存在 2 周以上。

（二）治疗

1. 心理治疗 最常用的心理治疗是认知行为治疗、冲击疗法、厌恶疗法。

2. 药物治疗

（1）三环类抗抑郁药：氯米帕明、多虑平等。除具有选择性 5-HT 再摄取抑制作用，还有较强的去甲肾上腺素再摄取抑制剂，最具有抗强迫作用。

（2）SSRIs：氟西汀、帕罗西汀、舍曲林等。用量比治疗抑郁剂量要大，小剂量开始，逐渐加量至治疗剂量，起效时间为 4~6 周。副作用小，是目前临床一线用药。

（3）苯二氮䓬类药物：能缓解焦虑症状。

【名师助记】

强迫症诊断要点：明知没必要，但无法控制。

六、躯体形式障碍

（一）诊断

当患者的临床表现以躯体症状为主，主要表现为对躯体症状过分担心或对身体健康过分关心，但不是妄想；患者反复就医或要求医学检查，但检查结果阴性；患者的生活、工作、学习和社交活动等社会功能受到影响。符合上述特点，症状至少持续 3 个月以上（CCMD-3 要求），可以考虑躯体形式障碍的诊断。

（二）治疗

1. 心理治疗 认知行为治疗。

2. 药物治疗　抗抑郁药物有轻中度疗效。

七、分离（转换）障碍

分离（转换）障碍既往称为癔症，是一种以分离症状和/或转换症状为主要表现的精神障碍。常见于青春期和更年期，女性多于男性。

（一）诊断

1. 临床特征

（1）分离症状：对自我身份的识别和对过去记忆部分或全部丧失。

1）分离性遗忘：一般都是围绕创伤性事件。

2）分离性漫游：表现为患者突然从家中或工作场所出走，到外地旅行，旅行地点可能是以往熟悉或有情感意义的地方。患者意识范围缩小，但日常基本生活（如饮食起居）能力和简单的社交接触（如购票、乘车、问路等）能力依然保持。历时可几十分钟到几天，清醒后对病中经过不能完全回忆。

3）分离性木僵：患者出现精神活动全面抑制，表现为在相当长时间内维持固定的姿势，完全或几乎没有言语及自发的有目的运动。

4）出神与附体：表现为暂时性地同时丧失个人身份感和对周围环境的完全意识，对过程有全部或部分遗忘。处于出神状态的人，如果其身份为神灵、鬼、他人或已死去的人所替代，声称自己是某神或已死去的某人在说话，则称为附体状态。

（2）转换症状：将遭遇到无法解决的问题或冲突时所产生的不快情绪无意识地转换为各种躯体症状。

1）分离性运动障碍：可表现为动作减少、增多和异常运动；肢体瘫痪可表现为单瘫、截瘫或偏瘫；肢体震颤、抽动和肌阵挛；起立不能、步行不能；缄默症、失音症。有的患者表现为突然出现类似癫痫强直-阵挛发作或阵挛发作或完全不规则的抽搐。但与癫痫发作的不同之处在于患者没有明显的意识丧失，没有口唇、舌咬伤，没有严重的跌伤或在癫痫强直-阵挛发作中常见的大、小便失禁等情况。

2）分离性感觉障碍：表现出躯体感觉缺失、过敏或异常，或特殊感觉障碍，如耳聋、失明或躯体部分或全部浅感觉的丧失等。

（3）特殊表现形式

1）多重人格障碍。

2）Ganser综合征：患者轻度意识模糊，可以理解提问，但经常给予近似的回答。

3）情感爆发：表现为啼哭、叫喊、打滚、捶胸顿足。

4）童样痴呆：患者以幼儿自居，把周围人称呼为"叔叔""阿姨"。

5）癔症性精神病：在受到严重精神创伤后突然起病，主要表现为明显的行为紊乱、哭笑无常、短暂的幻觉、妄想和思维障碍，以及人格解体等。

2. 诊断要点

（1）有心理致病的证据，表现在时间上与应激事件、问题或紊乱有明显联系。

（2）不存在可以解释症状的躯体障碍证据。

（3）具有上述临床特征。

（二）治疗

1. 心理治疗　暗示治疗、行为治疗、环境支持治疗。

2. 药物治疗　主要是强调对症治疗。

3. 物理治疗　理疗、针刺、按摩等。

【名师助记】

考到本病时要知道暗示疗法。

【仿真自测】

1. 女,22 岁。新型冠状病毒肺炎疫情期间反复洗手、洗衣物,总担心洗不干净或者碰到脏东西。明知道担心过分却不能自已,为此不能正常工作和做家务,苦恼万分。该患者最可能的诊断是
   A. 强迫障碍　B. 疑病障碍
   C. 广泛性焦虑障碍　D. 恐惧性焦虑障碍
   E. 妄想性障碍
2. 男,26 岁。近 6 个月来在家中闭门不出,认为有人在拿自己做试验,用射线照射自己,有人监控自己,使自己活不下去了,只有躲在家中才安全。既往体健,无精神病家族史。该患者的主要症状为
   A. 关系妄想　B. 夸大妄想
   C. 内心被揭露感　D. 疑病妄想
   E. 被害妄想
3. 男,37 岁。近 1 个月来反复出现阵发性恐惧、胸闷、濒死感,多次到医院急诊就诊。心电图检查未见异常。为此担心苦恼,但仍能坚持工作。既往体健。患者的主要表现是
   A. 急性焦虑发作　B. 癔症发作
   C. 癫痫发作　D. 抑郁症
   E. 心绞痛发作

(4~5 题共用题干)

女,26 岁。6 个月前外祖父去世送葬,极为悲伤,回家后,自称其祖父附其身上,并以祖父的身份和口气与人说话,持续 3 小时,之后反复发作十几次,均有精神诱因。神经系统检查未见阳性体征。

[答案] 1. A 2. E 3. A

4. 最可能的诊断是
 A. 恐惧症　　B. 精神分裂症
 C. 分离性障碍　　D. 强迫症
 E. 焦虑症
5. 患者首选的治疗是
 A. 厌恶疗法　　B. 服用异丙嗪
 C. 服用氟西汀　　D. 暗示疗法
 E. 系统脱敏治疗

［答案］4. C　5. D

第四章

风湿免疫性疾病

【考情分析】

系统性红斑狼疮
类风湿关节炎
总论

第一节 总论

【自测摸底】

不属于弥漫性结缔组织病的疾病是

A. 系统性红斑狼疮
B. 干燥综合征
C. 多肌炎和皮肌炎
D. 类风湿关节炎
E. 骨性关节炎

【名师精讲】

风湿性疾病是影响骨、关节及其周围软组织的一组疾病，病因有自身免疫性、感染性、代谢性等。

（一）分类

风湿性疾病多种多样，主要分类见表 4-1。

表 4-1 风湿性疾病的主要分类

类别	主要疾病
弥漫性结缔组织病	系统性红斑狼疮（SLE）、类风湿关节炎（RA）、原发性干燥综合征（pSS）、系统性硬化病（SSc）、多发性肌炎/皮肌炎（PM/DM）
脊柱关节炎	强直性脊柱炎（AS）、银屑病关节炎、炎性肠病关节炎
退行性变	骨性关节炎（OA）
遗传、代谢和内分泌疾病相关的风湿病	痛风、焦磷酸钙沉积症等
感染相关风湿病	风湿热（RF）

（二）辅助检查

1. 自身抗体检测

（1）抗核抗体（ANA）谱：包括抗双链 DNA（dsDNA）抗体、抗组蛋白抗体、抗非组蛋白抗体和抗各种蛋白酶等的抗体。

不同的结缔组织病与不同的抗体相关：抗 Sm 抗体、抗 dsDNA 抗体——系统性红斑狼疮的标志性抗体；抗 SSA 和 SSB 抗体——与干燥综合征相关。

（2）类风湿因子（RF）：见于类风湿关节炎（近 80% 的患者）、干燥综合征、多发性硬化等多种结缔组织病，特异性较差。但诊断明确的类风湿关节炎，RF 滴度可判断其活动性。

（3）抗中性粒细胞胞质抗体（ANCA）：对系统性小血管炎尤其是肉芽肿性血管炎的诊断和活动性判断有帮助。

（4）抗磷脂抗体：包括抗心磷脂抗体、狼疮抗凝物等。与血小板减少、动静脉血栓、习惯性自发性流产有关。

（5）抗环瓜氨酸肽（CCP）抗体：对类风湿关节炎的诊断尤其是早期诊断有价值。

2. 补体检测　测定血清总补体以及 C3 和 C4 下

降有助于系统性红斑狼疮的诊断、活动性和治疗后疗效反应的判定。

3. 关节滑膜组织和滑液检查　活体组织病理检查对诊断有决定性意义，并有指导治疗的作用。

（三）治疗

风湿性疾病主要采用药物治疗，包括非甾体抗炎药、糖皮质激素、改善病情抗风湿药三大类。

1. 非甾体抗炎药（NSAIDs）

（1）主要作用机制是抑制环氧化酶（COX）活性，使炎症介质前列腺素的产生减少，具有抗炎、镇痛作用。

（2）依托考昔、塞来昔布选择性抑制 COX-2，胃肠道不良反应轻，但容易增加心、脑血管不良反应。

（3）NSAIDs 能减轻炎症，改善症状，但不能控制原发病进展，故多与糖皮质激素或改善病情抗风湿药合用。

2. 糖皮质激素

（1）具有明显的抗炎和一定的免疫抑制作用，是以慢性炎症为特征的结缔组织病的一线治疗药物。

（2）常用药物有泼尼松、泼尼松龙和甲泼尼龙。泼尼松应用最广泛，但肝损害患者不能将其转化为泼尼松龙，故该类患者应使用泼尼松龙。甲泼尼龙具有更强的抗炎活性，是大剂量激素冲击治疗的首选药物。地塞米松具有很强的抗炎作用，但半衰期长，对下丘脑-垂体-肾上腺轴抑制强，不良反应大，故治疗中的应用有限。

（3）糖皮质激素既可全身给药（一般口服，危急时可静脉给药），也可局部注射（如关节腔注射等）。

3. 改善病情抗风湿药（DMARDs）

（1）具有抑制免疫反应的作用，可减缓或阻止关节破坏及疾病进展。

（2）常用药物有硫唑嘌呤、环磷酰胺、氨甲蝶呤、环孢素、他克莫司、柳氮磺吡啶、来氟米特、氯喹/羟氯喹、吗替麦考酚酯等。

（3）DMARDs 是结缔组织病的重要治疗药物，因作用机制各异，故常联合使用。

【仿真自测】

与系统性红斑狼疮病情活动相关的抗体是

A. 抗 Sm 抗体　　B. 抗 dsDNA 抗体

C. 抗 SSA 抗体　　D. 抗心磷脂抗体

E. 抗核抗体

第二节 系统性红斑狼疮

【自测摸底】

1. 女，38 岁。四肢无力、双下肢水肿及皮下出血点 2 个月。尿蛋白（++），尿红细胞（++），ANA（+）。有光过敏。最可能的诊断是

   A. 多发性肌炎　　B. 系统性红斑狼疮

   C. 急性肾小球肾炎　　D. 慢性肾小球肾炎

   E. 过敏性紫癜

2. 女，32 岁。发热、多关节疼痛、双侧胸腔积液、尿蛋白（+）半年。实验室检查：ANA（+），抗 SSA（+），抗 Sm 抗体（+）。首选的治疗药物是

   A. 非甾体抗炎药

   B. 镇痛剂

   C. 小剂量糖皮质激素

   D. 免疫抑制剂

   E. 糖皮质激素联合免疫抑制剂

［答案］B

【名师精讲】

系统性红斑狼疮（SLE）是自身免疫病，特点是多系统损害、血清中多种自身抗体阳性。青年女性多见。

自身抗体（如抗 dsDNA 抗体）和相应自身抗原（如 dsDNA）结合形成免疫复合物沉积在肾脏可致狼疮肾炎。

（一）临床表现

1. 全身症状 早期症状不典型，活动期出现全身症状。复杂多样，如乏力、发热等，反复发作。

2. 皮肤与黏膜 80% 的患者有皮肤病损，见于暴露部位，出现对称性皮疹，面颊部蝶形红斑和盘状红斑最具特征性。光过敏、下肢网状青斑、口腔溃疡、脱发或雷诺现象也常见。

3. 关节与肌肉 关节痛和肌痛是常见症状，关节痛多出现在手指、腕、膝、踝等关节，部分伴有肿胀，骨破坏少见。

4. 浆膜炎 半数以上患者急性期有单或双侧胸膜炎、心包炎或腹膜炎。

5. 肾 几乎所有的患者肾组织都有病理变化，约 60% 的患者有临床表现，主要为蛋白尿、血尿、管型尿、水肿、高血压甚至肾衰竭。

6. 血液系统 血红蛋白、白细胞、血小板减少在活动期常见。

7. 其他 心（心包炎常见）、肺、消化道与神经系统均可受累。

（二）免疫学检查

1. 自身抗体

（1）抗核抗体（ANA）：几乎见于所有的 SLE 患者，但特异性低。

（2）抗双链 DNA（dsDNA）抗体：诊断 SLE 的重要抗体，与活动性密切相关。

（3）抗 Sm 抗体：诊断 SLE 的标志性抗体，敏感性为 30%，特异性为 99%，但与疾病活动性无关。

（4）其他抗体：抗 RNP 抗体阳性提示与雷诺现象有关，抗 SSA 抗体阳性提示与皮肤病变和光过敏有关。

2. 补体 补体降低有助 SLE 的诊断，并提示狼疮活动。

3. 皮肤免疫病理活检 表皮与真皮连接处有免疫球蛋白 IgG（或 IgM）沉着，暴露部位的正常皮肤取材检查的特异性高。

（三）诊断与鉴别诊断

1. 诊断 普遍采用美国风湿病学会 1997 年推荐的 SLE 分类标准，11 项中符合 4 项或以上者，除外感染、肿瘤和其他结缔组织病后可诊断 SLE。

临床常见诊断依据：女性+蝶形（盘状）红斑+光过敏+雷诺现象+ANA 阳性+蛋白尿。

依据受累脏器及其受累程度判断病情轻重。

2. 鉴别诊断 需要与类风湿关节炎、各种皮炎、特发性血小板减少性紫癜、肾小球肾炎等鉴别。

（四）治疗

SLE 的治疗需依病情轻重、疾病活动度、受累器官而定。

1. 一般治疗 急性期应休息，避免阳光照射，积极控制感染，治疗并发症。

2. 药物治疗

（1）糖皮质激素：是目前治疗 SLE 的主要药物。长期使用需注意高血压、心律失常、感染、高血糖等不良反应。

1）泼尼松或泼尼松龙：起始剂量为 0.5～1mg/(kg·d)，晨起顿服。一般治疗 3～4 周病情好转后渐减量（每 1～2 周剂量减 10%），如果病情允许，维持剂量尽量小于 7.5mg/d。

2）甲泼尼龙：静脉冲击治疗，每天 1 次，连续 3～5 天，用于急性重症 SLE，如急性肾功能不全、重症精神神经狼疮、严重溶血性贫血。

（2）免疫抑制剂：严重患者常采用激素和免疫抑

制剂联合治疗。

1）环磷酰胺：口服或静脉给药，严重者可每4周1次静脉冲击治疗。不良反应主要有出血性膀胱炎。

2）吗替麦考酚酯：狼疮肾炎维持阶段的首选药物。

3）硫唑嘌呤：适用于严重程度中等的患者或维持期治疗。不良反应主要有骨髓抑制。

4）环孢素：主要不良反应为高血压、肾损害。应用期间需要监测血药浓度。

5）抗疟药：基础用药，常用硫酸羟氯喹。不良反应主要是皮疹和眼部损伤。

【仿真自测】

1. 与狼疮肾损害关系最密切的自身抗体是
   A. 抗 dsDNA 抗体　　B. 抗 RNP 抗体
   C. 抗 SSB 抗体　　D. 抗 Sm 抗体
   E. 抗体 SSA 抗体

（2~3 题共用题干）

女，39岁。发热、皮疹、脱发和口腔溃疡6个月。查体：T 39.0℃，面部有充血性红斑，双手近端指间关节压痛，轻度肿胀，双下肢凹陷性水肿。实验室检查：尿蛋白（+++），尿红细胞（+++），24小时尿蛋白3.8g；血 Plt 88×10^9/L，ANA 1∶640，抗 SSA 抗体（+），抗 dsDNA 抗体（+），补体 C3 低下。

2. 不能提示患者疾病处于活动期的指标是
   A. 补体 C3 低下　　B. 尿蛋白（+++）
   C. 抗 dsDNA 抗体（+）　　D. 血小板减少
   E. 抗 SSA 抗体（+）
3. 最佳治疗方案是
   A. 布洛芬　　B. 血浆置换
   C. 环磷酰胺　　D. 青霉素
   E. 柳氮磺吡啶

［答案］1. A　2. E　3. C

第三节 类风湿关节炎

【自测摸底】

女,48 岁。类风湿关节炎病史 7 年,治疗不正规。近 3 个月来感双手指关节痛加重,晨僵约 1 小时。查体:双手肿胀伴压痛,双侧腕关节肿胀并屈伸明显受限。双手 X 线片提示骨质疏松、双腕关节各骨融合,双手掌指关节和近端指间关节间隙变窄。此患者的治疗方案中,除非甾体抗炎药对症治疗外,应首选的慢作用抗风湿药是

A. 雷公藤多苷　　B. 柳氮磺吡啶
C. 糖皮质激素　　D. 金诺芬
E. 氨甲蝶呤

【名师精讲】

类风湿关节炎(RA)是一种以慢性破坏性关节病变为特征的全身性自身免疫病。本病以双手、腕、膝、踝和足关节的对称性多关节炎为主。

(一)临床表现

1. 关节表现

(1) 晨僵:病变关节在夜间或日间静止不动后出现较长时间(至少 1 小时)的僵硬,如胶着感。

(2) 疼痛与压痛:关节痛常是最早的症状,最常出现的部位是腕关节、掌指关节、近端指间关节,其次是跖趾、膝、踝、肘、肩等关节。多呈对称性、持续性,但时轻时重。疼痛的关节往往伴有压痛。受累关节的皮肤出现褐色色素沉着。

(3) 关节肿胀:受累关节均可肿胀,常见部位为腕关节、掌指关节、近端指间关节、膝关节等,多呈对称性。

(4) 关节畸形：多见于较晚期患者，出现掌指关节半脱位，手指的尺侧偏斜、屈曲畸形、“天鹅颈样”畸形等。

2. 关节外表现

(1) 类风湿结节：是较特异的皮肤表现，多位于关节隆突部及受压部位皮下，大小不一，质硬，无压痛，对称分布。类风湿结节是疾病活动的表现。

(2) 类风湿血管炎：可出现在任何系统，如瘀点、网状青斑等。

(3) 肺：①肺间质病变最常见，早期诊断赖于高分辨率 CT；②结节样改变，即肺内出现单个或多个结节，为肺内的类风湿结节的表现；③胸膜炎，单侧或双侧的少量胸腔积液。

(4) 心包炎：是最常见的心脏受累的表现。

(二) 辅助检查

1. 实验室检查

(1) 血常规：有轻至中度贫血。活动期患者血小板计数升高。

(2) 血沉、C 反应蛋白：常升高，可判断疾病活动性和严重性。

(3) 自身抗体

1) 类风湿因子(RF)：见于 70%～80% 的 RA 患者，高滴度 RF 阳性(3 倍或以上正常值高限)对诊断 RA 有意义，且多与疾病活动性和严重性相关。

2) 抗环瓜氨酸肽(CCP)抗体：对于 RA 尤其是早期 RA 的诊断非常重要。高滴度抗 CCP 抗体阳性与预后有关。

2. 影像学检查

(1) 关节 X 线片：早期改变为骨质疏松、软组织肿胀，在长期慢性 RA 患者中可见典型的骨侵蚀、关节间隙狭窄及畸形等。

（2）肌肉骨骼超声：可显示滑膜、关节腔、关节软骨等的病理改变。

（3）MRI：较X线片敏感，对早期诊断有意义。

（4）关节镜及穿刺活检：对诊断及治疗均有价值。

（三）诊断与鉴别诊断

1. 诊断　采用欧洲及美国风湿病学会2010年的分类标准。

临床常见诊断依据：中年女性+手指小关节对称性疼痛+晨僵+类风湿因子（RF）阳性+X线片指间关节梭形肿胀、关节面模糊或毛糙及囊性变。

2. 鉴别诊断　需要与骨关节炎、强直性脊柱炎、银屑病关节炎、系统性红斑狼疮等鉴别。

（四）治疗

RA的治疗目的是减轻症状，根除炎症，延缓病情进展，防止和减少关节破坏，保护关节功能，提高患者生活质量。

1. 一般治疗　休息、关节制动（急性期）、关节功能锻炼（恢复期）、物理疗法等。

2. 药物治疗

（1）非甾体抗炎药：具有镇痛、抗炎作用，是改善关节炎症状的常用药，但不能控制病情，必须与改善病情抗风湿药联用。

（2）改善病情抗风湿药：不具有明显的镇痛和抗炎作用，但可延缓和控制病情进展。常用药物有氨甲蝶呤（首选）、来氟米特、柳氮磺吡啶、羟氯喹等。

（3）糖皮质激素：具有强大的抗炎作用，能迅速缓解关节肿痛症状，主要用于改善病情抗风湿药起效前的“桥接治疗”、活动性RA患者以及伴有肺间质病变、皮肤血管炎等重要并发症的患者。

【仿真自测】

1. 女,63 岁。双腕、双手近端指间关节、掌指关节肿痛 3 年,晨僵 1 小时。查体:双腕、双手 2~4 掌指关节及 3~4 近端指间关节肿胀,压痛(+)。ANA(-)。最可能的诊断是
   A. 痛风关节炎　B. 类风湿关节炎
   C. 骨关节炎　D. 强直性脊柱炎
   E. 反应性关节炎
2. 用于类风湿关节炎治疗的改变病情抗风湿药联合治疗方案是
   A. 氨甲蝶呤+来氟米特
   B. 双氯芬酸钠+来氟米特
   C. 氨甲蝶呤+硫酸氨基葡萄糖
   D. 对乙酰氨基酚+硫酸氨基葡萄糖
   E. 双氯芬酸钠+泼尼松

(3~4 题共用题干)

女,45 岁。反复双手近端指间关节、双膝关节痛伴晨僵 2 年,肘部伸侧可触及皮下结节,质硬,无触痛。实验室检查:血 RF 1∶40(+),ESR 100mm/1h。

3. 最可能的诊断是
   A. 风湿性关节炎　B. 类风湿关节炎
   C. 系统性红斑狼疮　D. 骨性关节炎
   E. 痛风
4. 确诊后,最合适的治疗药物是
   A. 泼尼松　B. 氨甲蝶呤
   C. 青霉素　D. 雷公藤
   E. 金制剂

[答案] 1. B　2. A　3. B　4. B

第四节 痛 风

【自测摸底】

关于急性痛风性关节炎的主要临床特点,下列叙述不正确的是

A. 秋水仙碱治疗可迅速缓解关节炎症状

B. 常伴高尿酸血症

C. 单侧第一掌指关节肿痛最为常见

D. 在偏振光显微镜下,关节液内可发现呈双折光的针形尿酸结晶

E. 疼痛剧烈,初次发作常呈自限性

【名师精讲】

痛风是嘌呤代谢障碍所致的代谢性疾病,常表现为急、慢性关节炎,痛风石,间质性肾病等。多见于30岁以上的男性。

(一)临床表现

1. 无症状性高尿酸血症期 血尿酸浓度升高。

2. 急性关节炎期 多在午夜或清晨发病,疼痛剧烈,受累关节有红、肿、热、痛和功能障碍,单侧第一跖趾关节最常见;初次发作常呈自限性,数日内可自行缓解,为本病特有的表现;关节滑液内可见尿酸盐结晶是确诊本病的最确切证据。

3. 慢性期 主要表现为痛风石和慢性关节炎。痛风石是痛风的特征性表现。

4. 肾脏并发症期 ①痛风性肾病:蛋白尿;②尿酸性肾病:肾结石,尿酸结石呈泥沙状,小结石无症状,较大结石可致肾绞痛、血尿。

(二)诊断与鉴别诊断

1. 诊断 血尿酸>420μmol/L可诊断为高尿酸血症。同时存在特征性关节炎症状时考虑痛风性关节

炎。经偏振光显微镜发现针形尿酸盐结晶是痛风诊断的“金标准”。

2. 鉴别诊断　需要与类风湿关节炎、化脓性关节炎、创伤性关节炎等鉴别。

（三）预防与治疗

1. 预防和一般性干预　限制饮酒和高嘌呤食物；大量饮水（至少 2 000ml/d）；慎用噻嗪类利尿剂等。

2. 降尿酸治疗　①促尿酸排泄药，如苯溴马隆（抑制肾小管重吸收尿酸）；②抑制尿酸生成药：别嘌醇（抑制黄嘌呤氧化酶）和非布司他；③碱性药物：碳酸氢钠碱化尿液，防止尿酸形成结晶。

降尿酸药物治疗初期预防性使用小剂量秋水仙碱（0.5~1.0mg/d）3~6 个月，可减少降尿酸过程中出现的痛风急性发作。

3. 急性痛风性关节炎的治疗　非甾体抗炎药、糖皮质激素、秋水仙碱（急性期首选）。

4. 发作间歇期和慢性期治疗　持续使用降尿酸药物以维持血尿酸水平达标（<360μmol/L）。

【名师助记】

急性期首选秋水仙碱，也可以用非甾体抗炎药、糖皮质激素。发作间期可以降尿酸。

【仿真自测】

男，54 岁。发作性关节肿痛 2 年。查体：左膝关节红肿、压痛，浮髌试验阳性。实验室检查：血沉 45mm/1h，血尿酸增高。最可能的诊断是

A. 痛风性关节炎　　B. 类风湿关节炎
C. 感染性关节炎　　D. 反应性关节炎
E. 银屑病关节炎

［答案］A

第五节 脊柱关节炎

【自测摸底】

男,22 岁。下腰痛 2 年余,加重 6 周,疼痛以夜间明显,有痛醒现象。查体:双侧“4”字试验阳性,腰部活动受限。实验室检查:血沉 48mm/1h,HLA-B * 27 阳性。最可能的诊断是

A. 腰椎间盘突出　　B. 类风湿关节炎

C. 风湿性关节炎　　D. 强直性脊柱炎

E. 腰肌劳损

【名师精讲】

脊柱关节炎(SpA)是以累及脊柱、关节和韧带为主要表现的慢性炎症性风湿病。以下主要介绍其中的常见类型——强直性脊柱炎。

强直性脊柱炎(AS)的特点是病变常从骶髂关节开始逐渐向上蔓延至脊柱,导致纤维性或骨性强直和畸形。

(一)临床表现

本病好发于 16~30 岁的青、壮年,男性多见,常有明显的家族遗传史。

1. 症状　早期患者感到双侧骶髂关节及下腰部疼痛,腰部僵硬不能久坐。疼痛的特点是静止痛、休息痛,活动后减轻。随病情进展,腰椎各方向活动受限,整个脊柱可自下而上发生强直、畸形;胸廓活动度可减小。

2. 体征　骶髂关节压痛,脊柱前屈、后伸、侧弯和转动受限。“4”字试验阳性提示骶髂关节病变。

(二)辅助检查

1. 实验室检查　RF 阴性,HLA-B*27 多为阳性。

急性发作时白细胞增多，血沉加快，C 反应蛋白增高，部分患者可继发贫血。

2. 影像学检查　发现骶髂关节炎是诊断的关键。

(1) 脊柱 X 线片：脊柱有“虫蛀状”或“竹节样”改变。X 线分级：0 级为正常；Ⅰ级为可疑；Ⅱ级为轻度异常，可见局限性侵蚀、硬化，但关节间隙正常；Ⅲ级为明显异常，存在侵蚀、硬化、关节间隙增宽或狭窄；Ⅳ级为严重异常，表现为完全性关节强直。

(2) CT：能发现骶髂关节轻微改变，有利于早期诊断。

(3) MRI：可显示关节和骨髓水肿、变性等改变，可早于 CT 发现骶髂关节炎。

（三）诊断与鉴别诊断

1. 诊断　肯定 AS：符合放射学标准和 1 项及以上临床标准；可能 AS：符合 3 项临床标准或符合放射学标准而无任何临床标准。

(1) 临床标准：①腰痛、晨僵 3 个月以上，活动后改善，休息无改善；②腰椎额状面和矢状面活动受限；③胸廓活动度低于相应年龄、性别的正常人。

(2) 放射学标准：骶髂关节 X 线分级，双侧≥Ⅱ级或单侧Ⅲ~Ⅳ级骶髂关节炎。

2. 鉴别诊断　需要与外伤性腰痛（明确外伤史，症状在休息时缓解，活动时加重）、腰椎间盘突出（腰椎 CT）等鉴别。

（四）治疗

治疗目的是解除疼痛，减轻炎症，控制病情进展，防止畸形和改善功能。

1. 非药物治疗　进行患者教育，恰当锻炼。

2. 药物治疗

(1) 非甾体抗炎药：缓解关节疼痛和晨僵的一线药物。

(2) 改善病情抗风湿药:可改善外周关节炎症状,但对仅有中轴受累患者无效。

(3) 糖皮质激素:用于急性葡萄膜炎、重症或顽固性关节炎患者。

(4) 肿瘤坏死因子拮抗剂:是治疗 AS 的有效药物,不仅可以减轻炎症,而且可以控制疾病进展,在疾病早期使用疗效更佳。

【名师助记】

HLA-B*27 阳性往往是解题关键词。

【仿真自测】

男,28 岁。腰痛 2 年。有过 2 次左眼虹膜炎发作。查体:左足跟轻度肿胀,压痛(+);右膝肿胀及压痛(+);浮髌试验(+)。实验室检查:HLA-B*27(+),血沉 32mm/1h。最可能的诊断是

A. 脊柱关节炎　　B. 白塞综合征

C. 类风湿关节炎　　D. 痛风性关节炎

E. 感染性关节炎

［答案］A

第五章

传染病、性传播疾病

【考情分析】

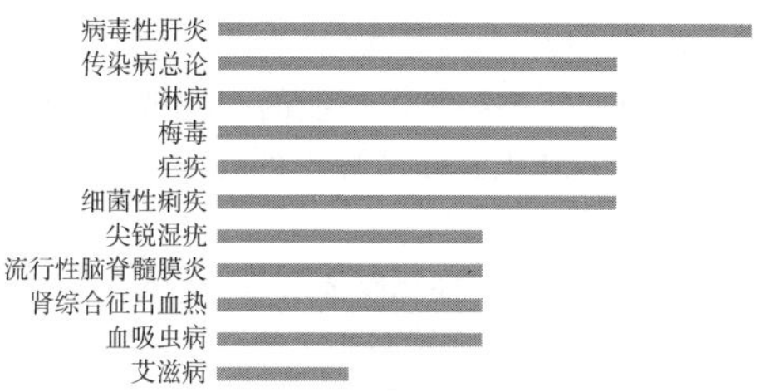

第一节　传染病总论

【自测摸底】

1. 病原体侵入人体后，临床上不显示出任何症状、体征，但可产生特异性免疫，这称为
   A. 潜伏性感染
   B. 病原体被清除
   C. 隐性感染
   D. 显性感染
   E. 病原携带状态

2. 女,31 岁。患慢性乙型肝炎 10 年。血化验:HBsAg(+)、HBeAg(+)、抗-HBc IgG(+)。其 3 岁女儿体检时血清抗-HBs(+)。追问病史,无任何临床症状,未注射乙肝疫苗。该患者的女儿属于

A. 隐性感染　　B. 潜伏性感染
C. 显性感染　　D. 病毒携带状态
E. 垂直感染

【名师精讲】

（一）传染病感染过程的表现

1. 病原体被清除　最好的结局。病原体侵入人体后,可被处于机体防御第一线的非特异性免疫屏障如胃酸所清除(如霍乱弧菌),也可被特异性被动免疫所中和。

2. 隐性感染　又称亚临床感染,是最常见且依赖免疫检测才能发现的感染过程。

3. 显性感染　又称临床感染,是指病原体侵入人体后,引起机体免疫应答的同时,还导致病理改变和临床表现。因症状明显,最易识别。

4. 病原携带　按病原体种类不同可分为病毒携带、细菌携带与原虫携带;按其发生于显性或隐性感染之后而分为恢复期携带与健康携带。携带者与病原体和平共处,但持续排出病原体而无明显临床症状,容易被忽视,故成为许多传染病的重要传染源。

5. 潜伏性感染　由于机体的免疫功能不足以清除病原体,而将其局限化,不出现临床症状,但病原体长期潜伏于体内,在人体免疫功能下降时即引起显性感染(如单纯疱疹、带状疱疹、结核等)。机体不排出病原体。

（二）传染病感染过程中病原体的作用

1. 侵袭力　指病原体侵入机体并在机体内生长、

繁殖及扩散的能力。有的病原体可直接侵入人体，如钩端螺旋体及钩虫丝状蚴等；有的则需借助其产生的肠毒素（如霍乱肠毒素）、细菌荚膜（如炭疽杆菌荚膜）、细菌表面成分（如伤寒沙门菌表面抗原）及酶（如阿米巴原虫分泌的溶组织酶）等致病。

2. 毒素　①内毒素，如革兰氏阴性杆菌裂解产生的脂多糖，临床可引起发热、出血、坏死及休克；②外毒素，如革兰氏阳性菌白喉棒状杆菌、破伤风梭菌外毒素，霍乱肠毒素。

3. 病原体数量　数量与病原体致病力和机体抵抗力有关，不同病原体致病所需数量有很大不同。

4. 病原体的变异性　毒力变异。

（三）传染病感染过程中的免疫应答作用

1. 非特异性免疫　生来就有，能遗传给后代，不涉及抗原识别，也称先天性免疫、固有免疫，包括天然屏障作用（如血脑屏障）、吞噬作用（如单核巨噬细胞系统）、体液因子（如补体、溶菌酶等）。

2. 特异性免疫　接触某种抗原后产生的仅针对该抗原的免疫反应，又称获得性免疫、适应性免疫，包括细胞免疫（T 淋巴细胞）、体液免疫（B 淋巴细胞）、黏膜免疫（黏膜下淋巴样组织）。

（四）传染病的流行过程

1. 传染源　是指病原体已在体内生长繁殖并能将其排出体外的人或动物，包括患者、隐性感染者、病原携带者，以及患病或携带病原体的动物。

2. 传播途径

（1）经空气、飞沫或尘埃等从呼吸道传播：如严重急性呼吸综合征、流行性感冒等。

（2）经水、食物等从消化道传播：如霍乱、细菌性痢疾等。

（3）通过与传染源直接接触传播：如炭疽、钩端螺旋体病等。

(4) 通过节肢动物叮咬吸血(媒介昆虫)传播:如流行性乙型脑炎、疟疾等。

(5) 经血液、体液传播:包括性传播、输血注射传播或母婴垂直传播。如慢性乙型肝炎、艾滋病等。

3. 人群易感性及免疫性 易感者是对某种传染病缺乏特异性免疫力的人。人群一般对传染病普遍易感。

(五)传染病的基本特征

1. 有病原体 检查出病原体是诊断依据。

2. 有传染性 通过多种途径传播。

3. 有流行病学基本特征

(1) 有流行性:散发(发病率为该地区一般水平)、流行(显著高于一般水平)、大流行(流行超过国界或洲界)、暴发流行(发病高度集中于一个短时间内)。

(2) 有地方性:如我国血吸虫病多见于南方长江流域。

(3) 有季节性:如我国流行性乙型脑炎的流行季节多为7月、8月、9月。

4. 有感染后免疫 一般而言,病毒性传染病感染后免疫持续时间比较长,细菌、原虫感染后免疫持续时间较短。

(六)传染病的临床特点

1. 潜伏期 从病原体入侵到出现症状的一段时间。潜伏期长短和病原体感染的量或毒力的强弱成反比。

2. 前驱期 从起病到症状明显的一段时间。前驱期症状往往是非特异的,如发热、乏力、肌肉酸痛等。

3. 症状明显期 病情高峰期,疾病特有的症状、体征完全出现。

4. 恢复期 症状、体征、异常功能逐渐恢复至完全康复。

（七）传染病诊断的主要方法

传染病的诊断应综合分析流行病学资料、临床表现、实验室及其他检查三方面资料。

1. 流行病学资料　接触史、发病季节、既往传染病病史及预防接种史等。

2. 临床表现　症状、体征等。

3. 实验室及其他检查

（1）常规检查

1）血常规：白细胞总数及中性粒细胞比例升高，提示细菌感染（流行性乙型脑炎虽为病毒感染，但白细胞总数和中性粒细胞比例升高）；白细胞总数减少且淋巴细胞比例升高，多提示病毒感染；白细胞总数偏低或正常，提示原虫感染；嗜酸性粒细胞增多，提示蠕虫感染；嗜酸性粒细胞减少，提示伤寒、流行性脑脊髓膜炎。

2）尿常规：肾综合征出血热及钩端螺旋体病患者的尿中可检出蛋白、细胞或管型。

3）粪常规：细菌性痢疾患者的粪便中可检出红细胞、白细胞（脓细胞）及吞噬细胞；蠕虫病患者则可能检出虫卵。

（2）生化检查：肝功能检查是诊断病毒性肝炎的重要依据。脑脊液蛋白、糖及氯化物定量不同，可区别不同病原引起的中枢神经系统感染。

（3）病原学及免疫学检查：是传染病确诊的重要依据。

1）直接检查：许多传染病可通过显微镜或肉眼检出病原体而确诊。

2）病原体分离：人工培养基分离培养、动物接种或组织培养。

3）免疫学检查：特异性抗体检测、特异性抗原检测。

4）分子生物学检测：检测血或组织中特异病原体的核酸或毒素。

(4) 影像学检查:X线片、B超、CT、MRI等。

(5) 其他:内镜检查、活体组织检查等。

(八) 传染病的治疗

治疗原则:早期、彻底及综合治疗,既要治疗及护理患者,又要做好消毒隔离工作。

1. 一般治疗 隔离患者、护理患者和支持治疗。

2. 病原治疗 针对不同的病原体予以相应治疗,以杀灭消除病原体,控制传染源,防止该病继续传播。常用药物包括抗菌药、抗病毒药、化学制剂、抗毒素等。

3. 对症治疗 如退热、止痛等。

(九) 传染病的主要预防方法

1. 管理传染源 依据《中华人民共和国传染病防治法》。

(1) 我国法定传染病分甲类、乙类和丙类,目前依法管理的传染病有40种。

(2) 发现甲类传染病患者和疑似患者,应按要求在2小时内报告;发现乙类、丙类传染病患者、疑似患者和规定报告的传染病病原携带者,应按要求在24小时内报告。

(3) 目前乙类传染病中的严重急性呼吸综合征、肺炭疽、新型冠状病毒肺炎必须采取甲类传染病的预防、控制措施。

2. 切断传播途径 消灭传播因素。

3. 保护易感人群 加强非特异性免疫力;通过接种疫苗提高机体特异性免疫力。

【名师助记】

1. 传染源并不一定都是患者,还有病原携带者、受感染的动物。

2. 抗体的提示意义 IgM提示近期感染;IgG提示处于恢复期;IgE提示原虫、蠕虫感染;IgA主要是呼吸道和消化道黏膜上的局部抗体。

3. 隐性感染最常见。

【仿真自测】

（1~2 题共用备选答案）

A. 消毒、杀虫　　B. 药物预防
C. 个人防护　　D. 隔离、留验、医学观察
E. 预防接种

1. 属于针对传播途径的措施是
2. 属于针对传染源的措施是

第二节 常见传染病

【自测摸底】

1. 男，20 岁。在一次体检中发现 HBsAg 阳性，当时无自觉症状及体征，肝功能正常。次年 5 月，因突然乏力、恶心、厌食、尿黄而入院。化验：ALT 500U/L，血清总胆红素 85μmol/L，抗-HAV IgM（+）。该患者的诊断可能为
   A. 乙型肝炎，慢性迁延型，既往感染过甲型肝炎病毒
   B. 乙型肝炎，慢性活动型，既往感染过甲型肝炎病毒
   C. 急性甲型黄疸型肝炎，乙型肝炎病毒携带者
   D. 急性乙型肝炎，合并甲型肝炎
   E. 急性黄疸型肝炎，甲、乙型肝炎病毒混合感染
2. 男，45 岁。近 3 个月自觉轻度乏力。母亲 HBsAg（+）。实验室检查：血 ALT 420U/L，TBil 64μmol/L，PTA 0.88，HBsAg（+），HBeAg（+），抗-HBc（+），HBV DNA 升高。首选的治疗药物是
   A. 恩替卡韦　　B. 护肝片　　C. 干扰素
   D. 阿昔洛韦　　E. 甘草酸二铵

［答案］1. A　2. D

【名师精讲】

一、病毒性肝炎

（一）病原学

1. 甲型肝炎病毒（HAV） 嗜肝 RNA 病毒。IgM 抗体多于起病早期产生，是近期感染的标志；IgG 抗体可长期存在，是过去感染的标志。

2. 乙型肝炎病毒（HBV） 嗜肝 DNA 病毒。完整的 HBV 颗粒又名 Dane 颗粒。HBV 有三个抗原抗体系统：表面抗原与抗体系统、核心抗原与抗体系统、e 抗原与抗体系统。

（1）表面抗原（HBsAg）与表面抗体（抗-HBs，HBsAb）：抗-HBs 具有保护作用（疫苗接种后获得该抗体）。

（2）核心抗原（HBcAg）和抗体（抗-HBc，HBcAb）：HBcAg 存在于肝细胞核内，不易检出；抗-HBc 有抗-HBc IgM（早期出现）和抗-HBc IgG（后期出现）两型，IgM 出现说明传染性强，IgG 出现提示是感染后期。

（3）e 抗原（HBeAg）和 e 抗体（抗-HBe，HBeAb）：HBeAg 为 HBV 活动性复制和传染性强的标志（“大三阳”指标）；抗-HBe 通常表示 HBV 复制减少和传染性减低（“小三阳”指标）。

乙型肝炎病毒 DNA（HBV DNA）位于 HBV 核心部分，是 HBV 感染最直接、特异和灵敏的指标。

3. 丙型肝炎病毒（HCV） 单股正链 RNA 病毒。人感染 HCV 后可在血液中检出 HCV RNA、抗-HCV，在肝细胞中用免疫组织化学标记法可检出 HCVAg；抗-HCV 无保护作用，是 HCV 感染的标志。

4. 丁型肝炎病毒（HDV） 需与 HBV 共生才能装配并复制的一种缺陷病毒，不能单独致病。

5. 戊型肝炎病毒（HEV） 无包膜球形颗粒。血液中可供检测的标志物有抗-HEV IgG、抗-HEV IgM 和

HEV RNA。

（二）流行病学

1. 传染源 甲型、戊型肝炎的传染源是急性期患者和亚临床感染者；乙型、丙型、丁型肝炎的传染源分别是急、慢性（含肝炎肝硬化）肝炎患者和病毒携带者。

2. 传播途径 甲型、戊型肝炎以粪-口途径传播为主（消化道传播）；乙型、丁型肝炎主要通过血液和血制品传播、接触（日常生活密切接触及性接触）传播和母婴垂直传播；丙型肝炎主要经血液和血制品传播。

3. 人群易感性、免疫力与流行特征 人群对 HAV 普遍易感，隐性感染率高，感染后可产生持久免疫力；新生儿对 HBV 普遍易感，随年龄增长，隐性感染比例逐渐增加，感染后可获得一定程度的免疫力；人群对 HCV、HEV 普遍易感，HEV 感染后可获得一定程度的免疫力，持续时间不长。

（三）临床表现及诊断

按临床经过可分五型。

1. 急性肝炎 包括急性黄疸型肝炎和急性无黄疸型肝炎。

（1）临床表现

1）急性起病，常见乏力、食欲缺乏、厌油腻、恶心、呕吐、右季肋部疼痛等；多有肝大、轻触痛或叩痛、脾大。

2）急性无黄疸型肝炎症状较轻，肝功能呈轻、中度异常；急性黄疸型肝炎症状较重，尿色深，巩膜、皮肤黄染，还可有粪便颜色变浅、皮肤瘙痒、心动过缓等梗阻性黄疸表现。

（2）临床诊断

1）有与确诊病毒性肝炎患者密切接触史。

2）近期内出现乏力、食欲减退、恶心等症状；有肝大、压痛和叩痛、轻度脾大体征。

3）化验血清 ALT 升高。血清胆红素>17.1μmol/L 为急性黄疸型肝炎；否则为急性无黄疸型肝炎。

2. 慢性肝炎

（1）临床表现

1）急性肝炎病史超过半年，或原有乙型、丙型、丁型肝炎或 HBsAg 携带史，本次又因同一病原再次出现肝炎症状、体征及肝功能异常者可诊断为慢性肝炎。

2）常见症状有乏力、食欲缺乏、腹胀、尿黄、便溏等；体征有肝病面容、肝掌、蜘蛛痣、脾大等。根据肝功能损害程度，临床上可分为轻度、中度和重度。

3）甲型和戊型肝炎一般不发展为慢性。

（2）临床诊断：有上述表现，病程超过半年未愈。

3. 重型肝炎 乙型肝炎居多。

（1）急性重型肝炎

1）临床表现：急性起病。2 周内出现Ⅱ度及以上肝性脑病（按Ⅳ度分类法划分）并有以下表现：①极度乏力，有明显厌食、腹胀、恶心、呕吐等严重消化道症状；②短期内黄疸进行性加深；③出血倾向明显，血浆凝血酶原活动度（PTA）低于 40%（或 INR≥1.5），且排除其他原因；④肝脏进行性缩小。

2）临床诊断：①既往无同型病原的肝炎病史；②起病 14 天内迅速出现精神、神经症状，昏迷Ⅱ度以上而能排除其他原因；③有肝浊音界缩小，皮肤、黏膜或穿刺部位出血点和瘀斑等体征及出血倾向；④黄疸迅速加深，胆红素每天上升≥17.1μmol/L；⑤PTA 降低至 40% 以下。

（2）亚急性重型肝炎

1）临床表现：起病较急。2~26 周出现以下表现：①极度乏力，有明显消化道症状；②黄疸迅速加深，血清总胆红素（TBil）大于正常值上限 10 倍或每天上升≥17.1μmol/L；③伴或不伴肝性脑病；④出血倾向明显，

PTA 低于 40%（或 INR≥1.5）且排除其他原因。

2）临床诊断：①以急性黄疸型肝炎起病；②2～26 周出现极度乏力，消化道症状明显；③黄疸迅速加深，每天上升≥17.1μmol/L；④PTA 低于 40% 且排除其他原因。

（3）慢加急性（亚急性）重型肝炎

1）临床表现：在慢性肝病基础上，短期内发生急性或亚急性肝功能失代偿的临床症候群。①极度乏力，有明显消化道症状；②黄疸迅速加深，血清 TBil 大于正常值上限 10 倍或每天上升≥17.1μmol/L；③出血倾向明显，PTA 低于 40%（或 INR≥1.5）并排除其他原因；④腹水；⑤伴或不伴肝性脑病。

2）临床诊断：①有慢性肝炎、肝硬化病史，包括慢性乙、丙型肝炎病毒携带半年以上；②无临床肝病史（隐匿发病的慢性肝炎），但具有慢性肝病体征和/或慢性肝炎的实验室检查、影像学检查结果；③出现急性或亚急性重型肝炎的临床表现。以上 3 项中具备 2 项即可诊断。

（4）慢性重型肝炎

1）临床表现：在肝硬化基础上，肝功能进行性减退和失代偿。①血清 TBil 明显升高；②白蛋白明显降低；③出血倾向明显，PTA 低于 40%（或 INR≥1.5）并排除其他原因；④有腹水或门静脉高压表现；⑤肝性脑病。

2）临床诊断：有肝硬化和肝衰竭表现。

4. 淤胆型肝炎

（1）临床表现：①主要表现为急性黄疸型肝炎较长期（黄疸持续 3 周以上）肝内梗阻性黄疸；②黄疸具有“三分离”特征，即消化道症状轻、ALT 上升幅度低、PT 延长或 PTA 下降不明显，而黄疸较重；③全身皮肤瘙痒及大便颜色变浅或灰白；④肝大；⑤有提示梗阻性黄疸的实验室检查结果。

（2）诊断标准：参考临床标准。急性黄疸型肝炎有“三分离”特征；梗阻性黄疸特点为陶土样便，以结合性胆红素增高为主。

5. 肝炎肝硬化

（1）临床表现

1）代偿性肝硬化：①轻度乏力、食欲减退、腹胀；②谷丙转氨酶（ALT）、谷草转氨酶（AST）异常，但无明显肝功能失代偿表现；③可有门静脉高压表现，但无胃底静脉曲张破裂出血，无腹水和肝性脑病。

2）失代偿性肝硬化：①有食管-胃底静脉曲张破裂出血，腹水、肝性脑病等严重并发症；②有明显肝功能失代偿的实验室检查结果，如血清白蛋白<35g/L，胆红素>35μmol/L，ALT、AST升高，PTA低于60%。

（2）临床诊断：有肝硬化的特征，即食管-胃底静脉曲张、腹水、A/G比值倒置、转氨酶升高。

（四）病原学诊断

1. 甲型肝炎　有以下任何1项可确诊有HAV近期感染：①血清抗-HAV IgM阳性（目前临床最常用的诊断方法）；②病程中抗-HAV滴度（或抗-HAV IgG）有4倍以上增长；③免疫电镜在粪便中找到HAV颗粒或ELISA法检出HAV Ag；④血清或粪便中检出HAV RNA。

2. 乙型肝炎　下列任何1项阳性可诊断为HBV感染：①血清HBsAg阳性；②血清HBV DNA阳性；③血清抗-HBc IgM阳性；④肝内HBcAg阳性或HBsAg阳性，或HBV DNA阳性。

急性乙型肝炎：血清HBsAg从阳性转为阴性，并出现抗-HBs。

慢性乙型肝炎：临床诊断慢性肝炎，并有一种现症感染标志阳性。

慢性 HBsAg 携带：无任何症状和体征，肝功能正常，HBsAg 持续阳性 6 个月以上。

慢性 HBV 携带：血清 HBsAg、HBV DNA（+），一年内随访 3 次以上，ALT、AST 均在正常范围。

3. 丙型肝炎　临床表现为急性或慢性肝炎，血清 HCV RNA 和抗-HCV 阳性。

4. 丁型肝炎

（1）急性丁型肝炎：①HDV、HBV 同时感染，即急性肝炎者，除 HBV 感染标志阳性外，血清抗-HDV IgM 阳性，抗-HDV IgG 低滴度阳性；②HDV、HBV 重叠感染，即慢性乙型肝炎患者和慢性 HBsAg 携带者，血清 HDV RNA 和/或 HDV Ag 阳性，或抗-HDV IgM 和抗-HDV IgG 阳性。

（2）慢性丁型肝炎：慢性乙型肝炎患者和慢性 HBsAg 携带者，血清抗-HDV IgG 持续高滴度阳性，HDV RNA 持续阳性。

5. 戊型肝炎　急性肝炎患者血清抗-HEV IgM 阳性和/或 IgG 阳转或由高至低（临床最常用的诊断方法）。

（五）治疗

1. 慢性肝炎的治疗　抗病毒治疗，其适应证为：①HBV、HCV 在活动性复制中；②肝炎处于活动期；③肝活检示慢性肝炎；④肝炎肝硬化患者。

常用的抗病毒药物：

（1）干扰素（IFN）：用于治疗慢性乙型肝炎及丙型肝炎，如 α 干扰素、长效干扰素、聚乙二醇干扰素，丙型肝炎还需加用利巴韦林。重度慢性肝炎、重型肝炎及失代偿性肝硬化的患者不适用干扰素治疗。

（2）核苷（酸）类似物：用于治疗慢性乙型肝炎、重型乙型肝炎及乙型肝炎肝硬化，如拉米夫丁、阿德福韦、替米夫定、恩替卡韦、替诺福韦。初治者优选恩替卡韦或替诺福韦。至少用4年。

2. 重型肝炎的治疗

（1）一般支持疗法：卧床休息，饮食调节，静脉营养，维持水、电解质和酸碱平衡。

（2）应用核苷（酸）类似物进行抗HBV治疗。

（3）抗肝细胞坏死、促进肝细胞再生疗法：可用肝细胞生长因子促进肝细胞DNA合成。

（4）对症治疗：包括肝性脑病、出血、继发感染和肾功能不全的防治。

（5）人工肝支持治疗：对急性、亚急性重型肝炎效果较好，对慢性重型肝炎可以起到延缓病情进展的作用。严重者行肝移植。

（六）预防

1. 控制传染源　对患者和病毒携带者进行隔离、治疗和管理，对接触者进行观察，对献血者的管理。

2. 切断传播途径　健康教育；加强血源管理，使用一次性注射器，对医疗器械实行“一人一用一消毒”。

3. 保护易感人群

（1）主动免疫

1）甲型肝炎：甲肝疫苗接种，有减毒活疫苗和灭活疫苗两种。

2）乙型肝炎：乙肝疫苗接种，高危人群可每次10~20μg，按0、1、6个月注射；新生儿在首次接种（出生后24小时内完成）后，1个月和6个月再分别接种1次疫苗。乙肝母亲的新生儿联用乙型肝炎免疫球蛋白（HBIG）及乙肝疫苗，用于阻断HBV在围生期的母婴传播。

（2）被动免疫：在暴露于病毒前或在潜伏期的最初2周内，肌内注射正常人免疫球蛋白。对各种原因已暴露于HBV的易感者，包括HBsAg阳性母亲所分娩的新生儿，可用高效价HBIG。

【名师助记】

乙型肝炎实验室检查“大三阳”指 HBsAg(+)、抗-HBc(+)、HBeAg(+);“小三阳”指 HBsAg(+)、抗-HBc(+)、HBeAb(+)。

二、肾综合征出血热

肾综合征出血热也称流行性出血热,是一种自然疫源性疾病。

(一)病原学

病原体为汉坦病毒,是一种 RNA 病毒。

(二)流行病学

1. 传染源 主要是携带本病毒的啮齿类动物。

2. 传播途径 包括接触传播、呼吸道传播、消化道传播、螨媒传播、垂直传播。

3. 人群易感性 人群普遍易感,病后可获得持久的免疫力。

4. 流行季节 全年均有病例发生,高峰季节为 5 月至 7 月、11 月至次年 1 月。

(三)临床表现

典型患者表现:三大主症(发热、出血和肾脏损害)+五期经过。

1. 发热期

(1)起病急骤,以稽留热和弛张热多见,热程多为 3~7 天。

(2)“三痛”:头痛、腰痛、眼眶痛。

(3)“三红”:面、颈、上胸部皮肤明显充血潮红,重者呈醉酒貌。

(4)毛细血管损害:充血、出血和渗出水肿征。表现为眼睑、球结膜充血水肿,腋下、胸背部皮下抓痕样出血。

2. 低血压休克期 发生于病程第 4~6 天,发热末期(多数表现为体温开始下降时血压下降),开始为暖休克,逐渐出现冷休克。

3. 少尿期　发生于病程第5~8天,表现为少尿、无尿,尿色加深,呈褐色、红色甚至血色,持续2~5天,个别可达到10天以上。此期可发生尿毒症、酸中毒(呼吸深而快)和水、电解质紊乱(高钾、低钠、低钙最常见),严重者有高血容量综合征和肺水肿,出血现象加重。

4. 多尿期　多出现在病程第9~14天,表现为多尿,持续7~14天。此期由于尿大量排出,可导致水、电解质紊乱,特别是低钾血症。

5. 恢复期　病程3~4周后慢慢恢复正常,一般需1~3个月。

（四）诊断

1. 流行病学资料　流行季节,去过疫区,接触过鼠类或其排泄物。

2. 临床表现　三大主症、五期经过。

3. 实验室检查　血白细胞增多并有异型淋巴细胞出现,血小板减少;大量尿蛋白。血清中检出特异性抗体IgM或4倍上升的IgG抗体可确诊。

（五）治疗

治疗原则:"三早一就一少",即早期发现、早期诊断、早期治疗、就近治疗和少搬动。

1. 发热期　以减轻中毒症状、减少外渗、控制感染和预防弥散性血管内凝血(DIC)为主。可行抗病毒治疗(利巴韦林、干扰素,连用3~5天)和液体疗法。

2. 低血压休克期　补充血容量,纠正酸中毒,调整血管张力,改善微循环,防治休克。补充血容量宜早期、快速、适量,晶体、胶体结合(低分子右旋糖酐),5%碳酸氢钠纠正酸中毒。

3. 少尿期　稳定内环境,促进利尿。控制液体入量,利尿,必要时透析。

4. 多尿期　维持水、电解质平衡,防止继发感染。

5. 恢复期　加强营养,定期复查肾功能。

（六）预防

1. 控制传染源　防鼠、灭鼠。

2. 切断传播途径　搞好环境卫生;伤口及时包扎,避免污染。

3. 保护易感人群　注射疫苗。

【名师助记】

1. 在试题中,肾综合征出血热的患者多为青壮年农民及工人,"三痛"、"三红"、血异型淋巴细胞、尿蛋白是解题关键。

2. 少尿指24小时尿量小于400ml;无尿指24小时尿量小于100ml;多尿指24小时尿量大于3 000ml。

三、流行性乙型脑炎

流行性乙型脑炎简称乙脑,是一种急性中枢神经系统感染性病变。

（一）病原学

病原体为乙脑病毒,是RNA病毒,属于黄病毒科黄病毒属,抗原性稳定。

（二）流行病学

1. 传染源　受感染的动物（如猪）是本病的主要传染源。

2. 传播途径　蚊虫叮咬传播。

3. 人群易感性　人群对乙脑病毒普遍易感,但以隐性感染最多见。

4. 发病季节　本病具有严格的季节性。在我国主要流行于夏秋季,约有90%的病例发生在7—9月。

（三）临床表现

临床分为四期:初期、极期、恢复期和后遗症期。

1. 初期　病程第1～3天。起病急,高热,39～40℃,有头痛、嗜睡、恶心、呕吐,少数有颈部强直、抽搐。

2. 极期 病程第 4~10 天，除全身中毒症状加重外，突出表现为脑炎的症状，即高热、抽搐和呼吸衰竭。

（1）高热：39~40℃，可持续 7~10 天。

（2）意识障碍：多见于病程第 3~8 天，表现为嗜睡、昏睡或昏迷。

（3）惊厥或抽搐：乙脑严重的症状之一，主要是脑实质炎症、脑性低钠血症、脑水肿导致。

（4）呼吸衰竭：是乙脑最严重的表现和主要死亡原因。中枢性呼吸衰竭，或中枢性与外周性呼吸衰竭同时存在。

（5）脑膜刺激征及颅内压增高：颈项强直、克氏征、布氏征阳性；脑实质损伤及缺氧引起颅内压增高，表现为剧烈头痛、呕吐等。

3. 恢复期 体温下降，精神好转。

4. 后遗症期 6 个月后仍留有神经、精神症状，称为后遗症，以失语、强直性瘫痪、扭转痉挛、精神失常最多见。

（四）临床分型

根据有无发热、意识障碍程度、抽搐频率、有无呼吸衰竭及有无恢复期症状分为四型，前两型多见。

1. 轻型 发热在 38~39℃，神志清楚，无抽搐，有轻度脑膜刺激征，病程 1 周左右恢复。

2. 普通型（中型） 发热在 39~40℃，嗜睡或浅昏迷，脑膜刺激征明显，病程 7~10 天。

3. 重型 发热 40℃以上，昏迷，反复或持续抽搐，脑膜刺激征明显，有明显的颅内压升高表现，深反射先亢进后消失，病理征阳性。

4. 极重型（暴发型） 起病急骤，体温在 40~41℃，频繁持续抽搐，深昏迷，迅速出现呼吸衰竭、脑水肿、脑疝，常在极期死亡。

（五）实验室检查

1. 血常规　白细胞总数一般在$(10\sim20)\times10^9/L$，个别可高达$30\times10^9/L$，病初中性粒细胞增至80%～90%或以上，以后淋巴细胞占多数，可出现异型淋巴细胞。

2. 脑脊液检查　符合病毒性脑膜炎的改变，压力增高，外观清亮，白细胞多在$(50\sim500)\times10^6/L$，蛋白轻度增高，糖及氯化物正常。

3. 血清学检查　特异性IgM抗体阳性可确诊。

4. 病毒分离　病程早期可从血或脑脊液中分离病毒，但阳性率极低。

（六）诊断

1. 流行病学资料　明显的季节性（夏秋季，7—9月），10岁以下儿童多见；流行地区有助诊断。

2. 主要症状及体征　起病急，高热、头痛、呕吐、意识障碍、抽搐，病理反射及脑膜刺激征阳性等。

3. 实验室检查　白细胞总数及中性粒细胞比例均升高；脑脊液检查符合无菌性脑脊液改变；血清学检查特异IgM可助确诊。

（七）鉴别诊断

1. 中毒型细菌性痢疾（脑型）　一般有不洁饮食史，儿童多见。起病急骤，在发病1～2天内迅速出现高热、抽搐与昏迷，可暂无消化道症状，可有中毒性休克，一般无脑膜刺激征。脑脊液多正常。肛拭子或灌肠检查，可在粪便中见到脓细胞及红细胞，粪便细菌培养阳性可确诊。

2. 化脓性脑膜炎　流行性脑脊髓膜炎多发生于冬、春季节。有发热，皮肤瘀点、瘀斑。脑脊液外观混浊，白细胞$>1\,000\times10^6/L$，以多核细胞为主，蛋白含量明显升高，糖与氯化物明显降低。

3. 结核性脑膜炎　发病无季节性，起病较缓，病程较长，脑膜刺激征明显，意识障碍轻，出现较迟。有结核病史或接触史。脑脊液压力明显升高，外观呈毛玻璃样，细胞数可达$(500 \sim 1\,000) \times 10^6/L$，以单核细胞为主，蛋白含量明显升高，糖和氯化物降低，薄膜涂片与培养可检出结核分枝杆菌。

4. 其他病毒性脑膜炎 临床症状和乙脑相似，确诊有赖于血清免疫学检查和病毒分离。

5. 钩端螺旋体病（脑膜脑炎型） 有发热、结膜充血、淋巴结肿大及腓肠肌压痛。钩端螺旋体显微镜凝集试验阳性。

（八）治疗

1. 一般治疗 隔离、严密观察、营养与补液支持。

2. 对症治疗 针对高热、抽搐、呼吸衰竭三大危重症状进行抢救。

（1）高热：以物理降温为主，体温控制在38℃左右。

（2）惊厥或抽搐：针对不同原因进行治疗。①高热所致：降温；②呼吸道分泌物阻塞所致：吸痰、保持呼吸道通畅；③脑水肿或脑疝所致：脱水治疗（甘露醇）；④脑实质病变所致：予镇静药，如安定、苯巴比妥、水合氯醛。

（3）呼吸衰竭：是本病致死的主要原因。保持呼吸道通畅，使用中枢呼吸兴奋剂，必要时建立人工气道，解除缺氧和二氧化碳潴留。

（4）脑水肿和颅内压升高：20%甘露醇静脉滴注。

（九）预防

1. 控制传染源。

2. 切断传播途径 防蚊、灭蚊。

3. 保护易感人群 10岁以下儿童、从非流行区进入流行区的人员应进行疫苗接种。

【名师助记】

本病虽然是病毒感染性疾病，但血常规表现为白细胞总数和中性粒细胞比例升高。

四、细菌性痢疾

（一）病原体

细菌性痢疾简称菌痢，其病原体是志贺菌属（痢疾杆菌），分为四群，A 群（痢疾志贺菌）、B 群（福氏志贺菌）、C 群（鲍氏志贺菌）和 D 群（宋氏志贺菌）。我国以 B 群为主要流行菌群，其次为 D 群，并且有增加趋势。

痢疾杆菌产生内毒素，是主要的致病因素。

（二）流行病学

1. 传染源　患者和带菌者为传染源。

2. 传播途径　痢疾杆菌随粪便排出，间接或直接影响食物、水源。

3. 人群易感性　人群普遍易感，且易重复感染。

4. 流行特征　四季均可发病，以夏秋季多见。

（三）临床表现

痢疾志贺菌感染者临床表现较重，宋氏志贺菌感染者临床表现较轻，福氏志贺菌感染易转为慢性。

1. 急性菌痢

（1）普通型（典型）：最常见。起病急，有发热、腹痛、腹泻、里急后重、脓血便。

（2）轻型（非典型）：婴儿多见。多无全身中毒症状，不发热或低热，腹痛、腹泻较轻。

（3）重型：多见于老年、体弱、营养不良患者。可有外周循环衰竭、感染中毒性休克，以及水、电解质、酸碱平衡失调表现。

（4）中毒型：儿童多见。起病急，发展快，伴全身毒血症症状。

1）休克型（周围循环衰竭型）：较常见。主要为感染性休克表现，面色苍白、四肢厥冷、皮肤花斑、发绀、心率加快等。

2）脑型（呼吸衰竭型）：剧烈头痛、烦躁不安，严重时发生脑疝、呼吸衰竭。

3）混合型：有上述两型表现。最凶险，死亡率高。

2. 慢性菌痢 病程超过2个月者。

（1）慢性迁延型：长期腹痛、腹泻、黏液脓血便、贫血。

（2）急性发作型：有慢性菌痢病史，出现急性发作表现。

（3）慢性隐匿型：1年内有急性菌痢病史，无明显症状。粪便培养有痢疾杆菌或肠镜检查有改变。

（四）诊断与鉴别诊断

1. 诊断

（1）流行病学资料：夏秋季发病，有菌痢患者接触史或不洁饮食史等。

（2）临床表现：有上述各型的临床表现。

（3）粪便检查：粪便镜检发现大量脓（白）细胞（≥15/HP）、少量红细胞可进行临床诊断，确诊需依靠粪便细菌培养痢疾杆菌阳性。

2. 鉴别诊断

（1）阿米巴痢疾：散发，起病缓慢，稍有发热，无里急后重，大便次数少，量中等，为暗红色果酱样便，有腐败腥臭味。粪便镜检白细胞少，红细胞成堆，可找到溶组织阿米巴滋养体。

（2）流行性乙型脑炎（乙脑）：需要与中毒型急性菌痢中的脑型相鉴别。乙脑可检出乙脑病毒特异性IgM抗体。

（五）治疗

1. 抗菌药物治疗

（1）喹诺酮类：首选，主要是沙星类药物。婴幼儿和孕妇禁用。

（2）氨基糖苷类：毒副作用主要为肾损害及听神经损害。孕妇、婴幼儿及肾功能不全者忌用。

（3）头孢菌素类：第三代头孢菌素疗效好，如头孢曲松、头孢他啶等。孕妇可用。

2. 中毒型菌痢的抢救治疗

(1) 病原治疗:选择敏感的抗菌药物静脉滴注,主要是喹诺酮类或头孢菌素。

(2) 抗休克治疗:扩充血容量是纠正休克的重要措施,及时纠正酸中毒,毒血症严重者可用糖皮质激素。

(3) 对症治疗:①高热者可物理降温,口服小量阿司匹林或安乃近;②休克型者,扩充血容量(重要措施),纠正酸中毒,应用血管活性药物,保护重要脏器,短期应用糖皮质激素;③脑型者,如有脑水肿,给予脱水治疗(甘露醇),防治呼吸衰竭。

【名师助记】

痢疾治疗首选沙星类药物,但孕妇不能用,孕妇选第三代头孢菌素,如头孢曲松、头孢他啶等。

五、流行性脑脊髓膜炎

(一)病原学

流行性脑脊髓膜炎简称流脑,其病原体为脑膜炎球菌,属于奈瑟菌属,革兰氏染色阴性。流脑的流行多数由 A、B、C 群引起。我国的流行菌群以 A 群为主,但 B 群感染有逐年上升趋势。

(二)流行病学

1. 传染源 带菌者和患者,以带菌者及轻型患者更为重要。

2. 传播途径 病原菌主要借咳嗽、打喷嚏、说话等由飞沫直接从空气传播,进入呼吸道引起感染。

3. 人群易感性 易感性与人群抗体水平密切相关。6 个月至 14 岁儿童发病率最高。隐性感染多见,病后再次患病者极少。

4. 流行特征 终年均可发生,以冬春季最多见。

(三)临床表现

1. 普通型 最常见,占全部病例的 90%。病程分为四期。

（1）上呼吸道感染期：多数无症状，部分有低热、咽痛、咳嗽、鼻炎，持续 1~2 天。

（2）败血症期：起病急，有高热、寒战、头痛、全身肌肉酸痛。本期典型表现是瘀点和瘀斑，最早见于眼结膜和口腔黏膜，大小不一，多少不等。多数患者于 12~24 小时内进入脑膜炎期。此期血培养多为阳性，瘀点涂片可找到病原菌。

（3）脑膜炎期：剧烈头痛，频繁呕吐，烦躁不安，脑膜刺激征阳性，可有谵妄、神志障碍、抽搐，持续 2~5 天。

（4）恢复期：体温逐渐正常，各种症状逐渐消失，10% 的患者可出现口唇疱疹。1~3 周可痊愈。

2. 暴发型　多见于儿童，起病急骤，病情凶险，死亡率高。

（1）休克型：高热起病，短期内出现遍及全身的瘀点，并迅速扩大融合成瘀斑。多在病后 24 小时内出现休克症状。

（2）脑膜脑炎型：除高热和瘀斑外，脑实质受损明显，可有剧烈头痛、频繁呕吐、反复或持续惊厥，甚至昏迷。

（3）混合型：有上述两型表现。病情极严重。

3. 轻型　多见于流脑流行后期，病变轻，多表现为低热、轻微头疼、咽痛等上呼吸道症状，出血点少。

4. 慢性型　发病率低，病程可迁延数周或数月。

（四）诊断

1. 流行特征　冬春季发病，儿童多见。

2. 临床表现　突发高热，剧烈头痛，频繁呕吐，皮肤、黏膜瘀点、瘀斑及脑膜刺激征阳性。严重者出现败血症、脑实质损害、感染性休克、呼吸衰竭、循环衰竭。

3. 实验室检查　血白细胞总数及中性粒细胞比

例明显升高；脑脊液检查显示颅内压升高及化脓性改变，细胞数增高，可>1 000×10^6/L，分类以多核细胞为主，蛋白含量明显增高，糖和氯化物含量降低，细菌学检查阳性。

（五）治疗

1. 病原治疗　尽早足量应用细菌敏感并能透过血脑屏障的抗菌药物。

（1）青霉素 G：为本病首选药。疗程为 5~7 天。

（2）氯霉素：高度敏感的抗菌药物，容易通过血脑屏障，但有骨髓毒性，不宜长期使用，一般应用 5~7 天。

（3）第三代头孢菌素，如头孢曲松、头孢噻肟等。

2. 对症治疗　①颅内压高者，可用 20% 的甘露醇脱水；②高热者，可用物理降温或药物降温；③惊厥者，可用 10% 水合氯醛灌肠或地西泮注射。

3. 暴发型流脑的治疗

（1）尽早应用有效抗菌药物，首选青霉素 G。

（2）短期应用糖皮质激素治疗。

（3）休克型：重点是纠正休克及防治 DIC。

（4）脑膜脑炎型：甘露醇脱水及防治脑疝，呼吸衰竭可适时应用呼吸机人工辅助呼吸。

（六）预防

1. 控制传染源　患者隔离至临床症状消失后 3 天，接触者医学观察 7 天。

2. 切断传播途径　卫生宣传，搞好个人和环境卫生，避免人群密集。

3. 保护易感人群　流脑疫苗接种。

【名师助记】

流脑以冬春季发病多见，而乙脑主要在夏秋季流行。

流脑败血症期有出血点，这是解题关键。

六、疟疾

（一）病原学

疟疾的病原体是疟原虫。疟原虫的发育过程分两个阶段，有两个宿主。蚊为终末宿主，人为中间宿主；疟原虫的发育过程分红细胞外期（即肝细胞内期）和红细胞内期。

1. 红细胞外期　子孢子随血流侵入肝细胞，在肝细胞内分裂为裂殖子并释放，一部分被吞噬细胞消灭，另一部分侵入红细胞内。

2. 红细胞内期

（1）裂体繁殖：裂殖子进入红细胞内发育为小滋养体、大滋养体、裂殖体、裂殖子。红细胞肿胀破裂后释放出大量裂殖子、疟色素和代谢产物，引起临床症状。

（2）配子体形成：裂殖体增殖 3~4 代后，部分裂殖体侵入新的红细胞后分别发育为雌、雄配子体。

（二）流行病学

1. 传染源　疟疾患者和带疟原虫者。

2. 传播途径　按蚊。

3. 人群易感性　人群普遍易感，感染后可产生一定程度的免疫力，再感染时症状轻或无症状。

4. 流行特征　夏秋季发病较多。热带和亚热带地区流行最严重。

（三）临床表现

典型间日疟可分为三期。

1. 寒战期　突然发病，表现为寒战、面色苍白、四肢发凉、脉速有力。本期持续 10 分钟到 1 小时。

2. 高热期　体温迅速升高，可达 40℃或更高，伴有头痛、全身酸痛、口渴、烦躁，患者面色潮红、脉快有力。本期持续 2~6 小时。

3. 大汗期　高热后期全身大汗淋漓，体温迅速下降至正常，症状明显缓解，但仍感疲乏无力。本期持续2~3小时。

早期肝、脾轻度肿大，质软，晚期肝、脾明显肿大，质较硬，常有贫血。

（四）诊断

1. 流行病学资料 去过疟疾流行区，近年有疟疾发作史或近1周至1个月输过血。

2. 临床表现 典型的间歇性定时寒战、高热发作。

3. 实验室检查 白细胞正常或减少；贫血；血涂片找到疟原虫是确诊疟疾的主要依据；高度疑似疟疾但血涂片阴性者，可以做骨髓穿刺涂片检查。

（五）治疗

1. 控制发作的药物

（1）氯喹：首选，是最常用和有效的药物，对红细胞内期的裂殖体有迅速杀灭作用。副作用有头晕、恶心、呕吐和腹痛等。

（2）青蒿素：对抗氯喹的恶性疟疾和各种疟原虫的红细胞内裂殖体有显著作用，疗效快，副作用小，但半衰期短，作用不持久，治疗后复发率高。

（3）蒿甲醚：青蒿素的衍生物。

（4）奎宁：作用弱于氯喹。

2. 防止复发和传播的药物 伯氨喹能杀灭肝细胞内的疟原虫配子体，有抗复发和传播的作用。先天性葡糖-6-磷酸脱氢酶缺乏者可引起溶血。

3. 预防的药物 乙胺嘧啶可杀灭各种疟原虫的红细胞外期裂殖体，对已经成熟的裂殖体无效，故有预防作用。

（六）预防

1. 控制传染源 根治现症患者和带疟原虫者。

2. 切断传播途径 主要是灭蚊。

3. 保护易感人群 防蚊和预防性服药(氯喹)。

【名师助记】

红细胞内期才会产生典型症状,所以控制症状的药物是杀灭红细胞内期的裂殖体。

七、日本血吸虫病

(一)病原学

病原体是日本血吸虫,其寄生于门静脉系统,雌虫主要在人体肠壁黏膜下层末梢静脉内产卵。人是终宿主,钉螺是必需的唯一中间宿主。

(二)流行病学

1. 传染源 患者和保虫宿主,保虫宿主以牛的感染率较高,是重要的传染源。

2. 传播途径 构成血吸虫病传播的三个必备条件是虫卵随粪便入水、钉螺存在和人或动物接触疫水。

3. 人群易感性 人对本病普遍易感,农民、渔民多见。

4. 流行特征 在我国,本病主要在夏秋季流行于长江以南及沿岸地区。

(三)临床表现

1. 急性血吸虫病 ①发热,间歇热为主;②过敏反应,如皮炎、荨麻疹、血管神经水肿、淋巴结肿大、哮喘;③消化道症状,如腹痛、腹泻、呕吐;④肝脾大。

2. 慢性血吸虫病 ①急性病程超过半年未愈;②可无明显症状;③有症状者主要表现为血吸虫肉芽肿性肝病和结肠炎。

3. 晚期血吸虫病 血吸虫性肝硬化。可分为巨脾型(最常见)、结肠肉芽肿型、腹水型、侏儒型。

(四)实验室检查

1. 血常规 嗜酸性粒细胞显著增多为主要特点,但重型血吸虫病患者中性粒细胞增多,嗜酸性粒细胞减少。

2. 粪便检查　粪便中检出虫卵或毛蚴是确诊本病的直接依据。

3. 影像学检查　①B超:肝脏呈鱼鳞状或龟背状光带型网路分布,是晚期血吸虫病的特征表现;②CT:肝包膜增厚钙化。

4. 直肠黏膜活检　显微镜检查可见虫卵,阳性率较高。

(五)治疗与预防

1. 病原治疗　首选吡喹酮。

2. 预防　①管理传染源:流行区普查普治。②切断传播途径:灭螺是关键,同时进行粪便管理,保护水源。③保护易感人群:卫生宣教;不接触疫水。

八、艾滋病

(一)病原学

艾滋病的病原体是人类免疫缺陷病毒(HIV),为单链RNA病毒,属于反转录病毒科中的慢病毒属。主要感染$CD4^+$淋巴细胞,导致机体细胞免疫功能受损或缺陷,最终并发各种严重机会性感染和肿瘤。

(二)流行病学

1. 传染源　患者和无症状病毒携带者。

2. 传播途径　性接触传播(主要)、注射途径传播、母婴垂直传播等。

3. 人群易感性　人群普遍易感。高危人群为男性同性恋者、性乱者、静脉药瘾者、多次接受输血和血制品者等。

(三)临床表现

1. 急性期　一般发生在初次感染后的2~4周,表现为发热、皮疹、肌肉关节痛和淋巴结肿大等。

2. 无症状期　可由HIV原发感染或急性期发展而来,临床上无任何症状,但血清中可查到HIV、核心蛋白(P24)和抗-HIV,具有传染性。此期一般持续6~8年。

3. 艾滋病期

（1）HIV 相关症状：持续 1 个月以上的发热、盗汗、腹泻；体重减轻 10% 以上；除腹股沟以外有 2 个或 2 个以上部位的淋巴结肿大，淋巴结直径≥1cm，无压痛及粘连。

（2）各种机会性感染和肿瘤：卡氏肺孢子菌肺炎占 70%～80%，是艾滋病患者最常见的机会性感染和主要死亡原因；隐球菌脑膜炎、结核性脑膜炎等；对于肿瘤，卡波西肉瘤较常见。

（四）诊断

1. 急性期诊断　流行病学史+临床表现+抗-HIV 由阴性转为阳性。

2. 无症状期诊断　流行病学史+抗-HIV 阳性。

3. 艾滋病期诊断　流行病学史+临床表现+抗-HIV 阳性。

【名师助记】

1. 艾滋病最主要的传播途径是性传播。

2. 解题关键词：不洁性生活、腹泻、淋巴结肿大、盗汗、低热。

3. 艾滋病最常见的感染是肺孢子菌感染，最常见的肿瘤是卡波西肉瘤。

【仿真自测】

1. 女，38 岁。既往健康。5 天前无明确诱因出现发热、恶心、食欲缺乏伴尿黄，明显乏力。实验室检查：ALT 740U/L，TBil 58μmol/L。该患者诊断应考虑为

A. 淤胆型肝炎　　B. 急性黄疸型肝炎
C. 急性重型肝炎　　D. 亚急性重型肝炎
E. 急性无黄疸型肝炎

［答案］1. B

2. 女,38岁。发热10天,体温37.9℃,周身不适,乏力。2天后体温恢复正常,但乏力加重,尿色变黄,伴食欲缺乏、腹胀。既往无肝炎病史。实验室检查:ALT 1 008U/L,TBil 87μmol/L,HBsAg(+),HBeAg(+),抗-HBc IgM(+)。抗-HAV IgG(+),抗-HAV IgM(-)。最可能的诊断是
   A. 病毒性肝炎,甲乙型病毒混合感染,急性黄疸型
   B. 病毒性肝炎,乙型,急性黄疸型,HAV既往感染
   C. 病毒性肝炎,乙型,急性黄疸型,HAV携带者
   D. 病毒性肝炎,甲型,急性黄疸型,HBV携带者
   E. 病毒性肝炎,甲型,急性黄疸型,HBV既往感染

3. 某患者于1月3日起发病,3天来发热、恶心、呕吐、食欲减退、头痛、四肢酸痛、腰痛。查体:重病容,球结膜充血,无水肿,咽充血,腋下可见点状抓痕样出血点,肝、脾未触及。血常规:WBC 12×10^9/L,N 0.72,L 0.28,可见异型淋巴细胞。尿常规:尿蛋白(+++),RBC 2~5/HP。该患者首先考虑的诊断为
   A. 钩端螺旋体病
   B. 败血症
   C. 流行性出血热
   D. 流行性脑脊髓膜炎
   E. 结核性脑膜炎

[答案] 2. B 3. C

4. 女,35 岁,农民。发热、头痛、恶心、呕吐 5 天。查体:T 37.9℃,BP 60/30mmHg,脉搏细,躯干有瘀点,双肾区叩击痛。血常规:白细胞 $35\times10^9/L$,中性粒细胞 0.80,异常淋巴细胞 0.10,血小板 $40\times10^9/L$。患者可诊断为
   A. 流行性脑脊髓膜炎
   B. 败血症,感染性休克
   C. 肾综合征出血热
   D. 钩端螺旋体病
   E. 传染性单核细胞增多症
5. 男,10 岁,学生。1 月底因突起高热、剧烈头痛、恶心伴非喷射性呕吐 1 次入院。查体:神志清楚,全身皮肤散在瘀点、瘀斑,颈项抵抗,心率 120 次/min,两肺无异常,腹软,无压痛。实验室检查:血白细胞 $20\times10^9/L$,中性粒细胞 0.89,淋巴细胞 0.05,单核细胞 0.06。最可能的诊断是
   A. 伤寒
   B. 流行性脑脊髓膜炎
   C. 结核性脑膜炎
   D. 流行性乙型脑炎
   E. 病毒性脑炎

[答案] 4. C 5. B

（6~8 题共用题干）

女，8 岁。发热、头痛、呕吐 3 天，嗜睡半天，于 8 月 1 日入院。既往体健。查体：T 38.6℃，P 112 次/min，R 20 次/min，BP 130/75mmHg。神志不清，皮肤未见出血点。心、肺查体未见异常。腹软，压痛及反跳痛（-），肝、脾肋下未触及。颈抵抗（+），双侧 Babinski 征（+）。实验室检查：血白细胞 12.4×10^9/L，中性粒细胞 0.70，淋巴细胞 0.30。腰椎穿刺脑脊液检查：压力 200mmH_2O，白细胞 170×10^6/L，单核细胞 0.66，多核细胞 0.34，蛋白质 1.1g/L，糖 4.2mmol/L，氯化物 115mmol/L。

6. 该患者最可能的诊断是
   A. 流行性乙型脑炎　B. 肾综合征出血热
   C. 流行性脑脊髓膜炎　D. 结核性脑膜炎
   E. 隐球菌性脑膜炎

7. 最有助于确诊的检查是
   A. 血清特异性 IgM 抗体
   B. 脑脊液涂片找细菌
   C. 脑脊液培养
   D. 血培养
   E. 结核菌素试验

8. 流行性乙型脑炎的炎症性质是
   A. 化脓性炎　B. 肉芽肿性炎
   C. 出血性炎　D. 纤维素性炎
   E. 变质性炎

[答案] 6. A　7. A　8. E

第三节 性传播疾病

【自测摸底】

1. 确诊为女性生殖器尖锐湿疣，下列治疗措施不适宜的是
   A. 50%三氯醋酸治疗
   B. 冷冻治疗
   C. 激光治疗
   D. 口服红霉素治疗
   E. 微波治疗

（2~3题共用备选答案）
   A. 人乳头状瘤病毒
   B. 苍白密螺旋体
   C. 单纯疱疹病毒
   D. 革兰氏阴性双球菌
   E. 钩端螺旋体

2. 梅毒的病原体是
3. 尖锐湿疣的病原体是

【名师精讲】

一、淋病

（一）病原学

淋病是由淋病奈瑟菌（简称淋球菌）引起的化脓性感染为主要表现的性传播疾病。淋球菌为革兰氏阴性双球菌。

（二）传播途径

淋病绝大多数是通过性接触经黏膜感染。

（三）临床表现

1. 男性淋病　早期有尿频、尿急、尿痛和尿道口

红肿,之后病情加重,分泌物呈黄色脓性。后尿道受累可出现终末血尿、血精等。

2. 女性淋病

(1) 下生殖道感染:淋球菌感染最初引起子宫颈管黏膜炎、尿道炎、尿道旁腺炎、前庭大腺炎,称为无并发症淋病。①子宫颈管黏膜炎:阴道脓性分泌物增多,外阴痒,子宫颈充血、水肿、触痛阳性;②尿道炎:尿频、尿急、尿痛、尿道口灼热感,尿道口红肿、触痛阳性。

(2) 上生殖道感染:淋球菌上行感染盆腔脏器,引起子宫内膜炎、输卵管炎、输卵管积脓、盆腔腹膜炎,甚至形成输卵管卵巢脓肿。

3. 播散性淋病　是指淋球菌经血液循环播散到全身,出现发热、寒战全身症状及局部症状,比较严重。

(四) 诊断

1. 有不洁性生活史、性伴侣感染史、与淋病患者间接接触史或新生儿目前有淋病史。

2. 有各种类型淋病的临床表现。

3. 实验室检查　①分泌物涂片检查:取子宫颈管或尿道口脓性分泌物涂片行革兰氏染色,急性期见中性粒细胞内有多个革兰氏阴性双球菌,可作为筛查手段;②淋球菌培养:为诊断淋病的"金标准"方法。

(五) 治疗

治疗原则:及时、足量、规范用药。

1. 首选第三代头孢菌素,头孢曲松钠为首选。

2. 淋病合并沙眼衣原体感染,同时应用阿奇霉素。

3. 孕期首选头孢曲松钠肌内注射加阿奇霉素口服。

4. 淋病产妇分娩的新生儿尽快使用红霉素眼膏预防淋菌性眼炎，同时使用头孢曲松钠。

5. 播散性淋病首选头孢曲松钠静脉注射或肌内注射，加阿奇霉素口服。

6. 性伴侣应同时治疗。

（六）预防

在淋病高发区对孕妇进行常规淋球菌筛查，早诊断、早治疗。

二、梅毒

（一）病原学

梅毒的病原体是梅毒螺旋体（苍白密螺旋体），为厌氧微生物，离开人体不易生存。

（二）传播途径

1. 传染源　梅毒患者。

2. 传播途径　①性接触传播：是主要途径，占95%以上；②垂直传播，孕期通过胎盘感染，或新生儿分娩时经软产道时感染；③其他途径：输血感染、医源性感染或间接接触感染。

（三）分期及临床表现

1. 获得性梅毒

（1）一期梅毒：早期梅毒（病程在2年以内），具有很强的传染性。主要症状为硬下疳和硬化性淋巴结炎，好发部位为外生殖器。

（2）二期梅毒：病程在2年以内，有皮肤、黏膜损害、眼损害、神经损害、多发性硬化性淋巴结炎等。主要表现为皮肤梅毒疹。

（3）三期梅毒：晚期梅毒（病程在2年以上）。主要表现为永久性皮肤、黏膜损害，并可侵犯多种组织器官（骨、眼、心血管、神经等）危及生命。基本损害为慢性肉芽肿。

2. 胎传梅毒

（1）早期胎传梅毒：患儿在2岁以内，有传染性。主要有皮肤、黏膜损害、梅毒性鼻炎和骨损害。

（2）晚期胎传梅毒：2岁以后出现。主要侵犯皮肤、骨骼、牙、眼及神经。标志性损害为哈钦森三联征，即哈钦森牙、角膜基质炎、神经性耳聋。

3. 潜伏梅毒　有梅毒感染史，某一时期除梅毒血清反应阳性外无其他阳性症状、体征及检查发现。病程在2年内为早期潜伏梅毒，在2年以上为晚期潜伏梅毒。

（四）诊断

1. 病史　如不洁性接触史。

2. 临床表现　见上述症状、体征，如典型皮损硬下疳等。

3. 实验室检查

（1）病原学检查：皮损处分泌物涂片，暗视野显微镜下找到梅毒螺旋体。

（2）血清学检查：非梅毒螺旋体抗原血清试验（筛查）、梅毒螺旋体抗原血清试验（确定抗原）。

（3）脑脊液检查：用于诊断神经梅毒。

（4）基因诊断检查：PCR技术检测梅毒螺旋体DNA。

（五）治疗

治疗原则：早期确诊，及时治疗，用药足量，疗程规范。

1. 早期梅毒 包括一期、二期梅毒和早期潜伏梅毒。首选青霉素类，如苄星青霉素肌内注射，每周 1 次，共 2 次。

2. 晚期梅毒 包括三期梅毒和晚期潜伏梅毒。首选青霉素类，如苄星青霉素肌内注射，每周 1 次，连续 3 次。

3. 神经梅毒 首选水剂青霉素 G 静脉注射，连续 10~14 天。

4. 胎传梅毒 首选水剂青霉素 G 静脉滴注。青霉素过敏者可改用红霉素。

（六）预防

1. 对梅毒患者进行治疗，其用物严格消毒。

2. 对可疑患者进行检查；早发现，早治疗。

3. 对患者的性伴侣进行检查和随访。

4. 对所有孕妇在首次产前检查时筛查梅毒。

【名师助记】

1. 一期梅毒硬下疳，二期梅毒梅毒疹，三期梅毒树胶样肿。

2. 梅毒首选青霉素治疗。

三、尖锐湿疣

（一）病原及传播途径

1. 病原体 人乳头状瘤病毒（HPV）。

2. 传播途径 性传播为主。

（二）临床表现及诊断

1. 临床表现 潜伏期平均为 3 个月。皮损好发于外生殖器及肛门附近的皮肤湿润区。表现为外阴瘙痒、灼痛或性交后疼痛不适。皮损初期为小乳头状疣，易发生糜烂、渗液、出血，后期可呈菜花状。

2. 实验室检查 病理组织学检查可见挖空细胞。

3. 诊断 病史+典型临床表现(+挖空细胞)。

（三）治疗

治疗原则：局部去疣体为主，尽可能消除周围感染，减少复发。

1. 物理治疗 激光、冷冻、电灼、微波等。可能导致孕妇流产。

2. 光动力治疗 适合较小疣体、尿道口尖锐湿疣等。

3. 外用药物 5%咪喹莫特乳膏、0.5%鬼臼毒素酊、5%氟尿嘧啶乳膏。孕妇禁用。

4. 抗病毒和提高免疫功能药物 转移因子、胸腺素或局部外用干扰素凝胶。孕妇禁用。

5. 妊娠期处理 产后部分尖锐湿疣可迅速缩小甚至消失，因此妊娠期常不必切除病灶，治疗目的主要是缓解症状。①病灶小、位于外阴者，可用80%~90%三氯醋酸涂擦病灶局部；②若病灶大、有蒂者，可行激光、冷冻、电灼等物理治疗去除病灶；③巨大尖锐湿疣可直接手术切除，待愈合后再行局部药物治疗。

（四）预防

四价或九价HPV疫苗可预防HPV感染，孕妇不推荐。

【名师助记】

1. 挖空细胞是本病解题关键词。

2. 妊娠期禁用鬼臼毒素、氟尿嘧啶、咪喹莫特和干扰素。

【仿真自测】

女,26岁。白带增多8天,有不洁性生活史。妇科检查:小阴唇内侧见多个小菜花赘生物。为明确诊断,应进行的辅助检查是

A. 白带革兰氏染色检查

B. 宫颈刮片细胞学检查

C. 血常规、尿常规检查

D. B超检查

E. 赘生物组织检查

[答案] E

69